내 몸이 보내는

적신호 내 몸이 느끼는
청신호

SBS 〈100세건강스페셜〉 제작팀 지음

우리 시대를 관통하는 건강 아이콘에도 많은 변화가 찾아오고 있습니다.

2000년대 초에는 '잘 먹고 잘 살자'는 '웰빙'이 크게 관심을 받았다면 어느 순간부터는 몸과 마음의 치유를 의미하는 '힐링'이 곳곳에서 회자됩니다. 이는 사람들의 관심이 '얼마나 오래 사는가'의 문제를 넘어 '얼마나 건강하고 즐겁게 노후를 보낼 것인가'로 관심이 바뀐 것과 일맥상통할 것입니다.

SBS의 〈100세건강스페셜〉 또한 이러한 시대적 흐름에 맞춰 기획된 프로그램으로 매주 한가지의 건강 주제를 정해, 주제에 따른 분야별 최고 전문가 분들과 함께 한 시간가량 심도 깊게 살펴보았습니다.

350회가 넘는 방송을 해온 SBS 〈100세건강스페셜〉 중 본 책에서는 독자가 꼭 알고 있고, 한번쯤 짚어봐야 할 건강정보를 크게 3가지 주제로 나누어 다뤘습니다.

제 1장에서는 몸의 이상을 알려주는 대표 신호들 중, 중년에 다수의 사람들이 고통을 호소하는 당뇨나 디스크, 골다공증, 잇몸질환 등과 가볍다고 결코 그냥 넘겨선 안 되는 무좀, 두통, 알레르기 질환 등을 소개하는데 독자 분들이 스스로 체크해 볼 수 있도록 방송을 통해 전문가분들이 소개한 자가진단법을 실었습니다.

제 2장에서는 현대병 중에서 가장 위험한 질병, '암'에 대해서 집중조명 했습니다. 본 책에서는 총 7가지의 암을 다루는데, 이는 한국인에게 가장 많이 발병되거나 혹은 생활습관 등의 변화로 앞으로 발병률이 높아질 가능성이 큰 암들에 대한 이야기입니다.

방송 당시에도 대한민국 최고 암 권위자로 불리는 현 국제암대학원대학교 박재갑 석좌교수님(대장암), 서울대 노동영 교수님(유방암), 연세대 노성훈 교수님(위암) 등 소문난 명의들이 출연하여 정확하고 알찬 정보를 제공, 화제가 되기도 했습니다.

제 3장에서는 100세에도 건강을 청춘처럼 즐길 수 있게 만들어

주는 생활습관에 대한 내용을 다루었습니다.

돈 한 푼 안들이고 누구나 쉽게 할 수 있는 건강법부터, '평생 건강의 안전벨트'로 불리는 건강검진 제대로 받는 법까지 독자분들의 건강한 생활에 한자락 도움이 되었으면 합니다.

정보의 홍수 속에 살고 있는 우리들에게 주변의 건강 정보는 어찌 보면 차고도 넘칩니다. 이는 역설적으로 그만큼 잘못 알려진 건강상식도 많다는 이야기입니다. 그래서 본 책에서는 각 질환이나 질병별 광범위하게 퍼진 잘못된 상식도 바로잡고자 노력하였습니다.

마지막으로 본 책이 만들어질 수 있도록 SBS 〈100세건강스페셜〉에 출연해 주신 200분이 넘는 한국의 명의 분들과 건강 전문가 분들게 진심으로 감사의 마음을 전합니다.

또한 이 책을 읽는 독자 분들이 항상 건강하시길 바랍니다.

SBS 〈100세건강스페셜〉 제작진 일동

2015년 4월

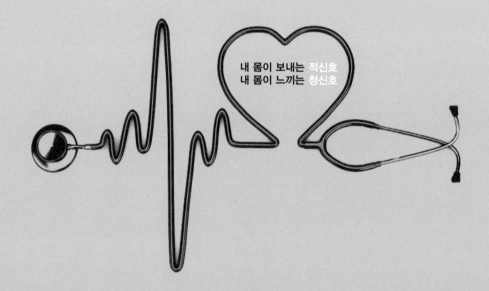

내 몸이 보내는 적신호
내 몸이 느끼는 청신호

몸이 보내는
건강 이상 신호들

더 이상 여성 전유물이 아니다

남성 갱년기

대부분 갱년기 하면 여성들이 겪는 증상이라고만 생각하기 쉽다. 그러나 얼마 전부터는 남성 갱년기라는 말이 자주 쓰인다. 걸핏하면 짜증이 나고, 잘 삐치기도 하고, 별로 슬픈 영화도 아닌데 눈물이 나기도 하는 등 감정조절이 잘 안 된다거나 아내와의 잠자리에서 힘을 쓰지 못해 고개 숙인 남자가 되었다면 남성 갱년기를 한번쯤은 의심해 봐야 한다. 우리나라 40대 이상 남성 30% 이상이 겪고 있지만 여성 갱년기만큼 주목받지 못하는 남성 갱년기에 대해서 알아보자.

남성 갱년기는 불과 5~6년 전에, 남성에게도 갱년기가 있다고 인정되면서 연구가 시작되었다. 여성들은 50세 전후로 폐경이라는 호르몬적인 변화가 급격히 나타나지만 남성의 경우엔 남성 호르몬이 서서히 줄어들기 때문에 몇몇 증상들이 나타나도 그저 노화의 일부분으로만 여겨졌다.

　남성의 생물학적 활성 남성 호르몬인 테스토스테론은 30대 초반에 정점에 도달한 이후 연간 약 0.8~1.3%가 감소되며 이로 인해 50~70대 남성의 30~50%에서 다양한 갱년기 증상이 나타난다. 중년 이후의 남성에게서 혈청 테스토스테론의 저하와 함께 인체 내 모든 장기의 기능이 저하되어 다양한 증상이 나타난다.

　2008년 아시아, 태평양 지역 45세 이상 남성 1000명을 대상으로 조사한 결과에 따르면 24%가 남성 갱년기 증상을 경험했다. 그리고 국내 연구조사에 따르면 남성 호르몬 수치를 기준으로 했을 때 40대 이상 남성중 15~20%가 갱년기 환자로 조사됐다.

남성 갱년기 증상	
정신, 심리적	활력감소, 기분저하, 건망증, 불안, 우울, 자신감 결여
육체적	근육량 및 근력감소, 체지방 증가, 골밀도 감소
성적	성욕감소, 성적흥미 및 쾌감 감소, 발기불능
혈관증상	안면홍조, 심계항진, 발한

남성 갱년기 증상으로는 건망증, 집중력 저하, 불안, 우울, 자신감 결여, 생산성 저하 등의 정신적 증상이 나타난다. 이 시기의 남성들은 신경질적인 반응을 보이고 우울한 기분을 자주 느낀다고 호소한다. 남성 호르몬의 감소와 신체적 기능저하, 외모의 퇴행에 따른 2차적인 여러 가지 정신적인 증상이 수반되는 것이다.

여성 갱년기와 마찬가지로 육체적으로 남성도 골밀도 감소나 골다공증 등이 나타난다. 근육량과 근력이 감소되면서 체지방이 증가하고 복부비만 등도 나타난다. 이외에도 불면증, 관절통 등이 나타나고 식은땀을 잘 흘리는 증상도 함께 나타난다. 그리고 남성의 경우엔 아주 무기력해지면서 피곤함이 잘 가시지 않는 등의 증상이 여성에 비해 더 많이 나타난다.

성적인 변화는 남성 갱년기의 가장 특징적인 증상이라고 할 수 있다. 대부분의 환자들이 처음 병원을 찾을 때 성기능이 예전 같지 않다고 호소한다. 그런데 검사를 해보면 대부분 남성 갱년기의 한 증상이다. 이와 더불어 혈관증상도 나타나는데, 안면홍조, 불규칙하거나 빠른 심장박동이 느껴지는 심계항진, 체온이 높아져 나타나는 발한 등이 있다.

신체적 변화 못지않게 정신적인 영향도 많이 받는다. 남성 호르몬 감소는 성기능뿐만 아니라 전신적인 활력과 에너지 감소로 연결되므로 기력감소, 우울감, 불안감, 정신적 안정감의 감소를 유발하게 되어 생산성 저하 등 사회활동에까지 영향을 줄 수 있다.

그렇다면 남성 호르몬은 왜 줄어들까?

나이를 먹음에 따라 뇌도 늙고, 남성 호르몬을 생산하는 고환도 노화되어 감소하기 때문이다. 또한 환경적인 요인으로는 과도한 음주, 흡연, 스트레스, 영양상태, 비만 등이 남성 호르몬의 분비주기 및 강도에 영향을 미치게 된다. 고혈압 같은 심혈관계 질환, 당뇨, 고지혈증, 간질환 등 만성질환에 의해서도 남성 호르몬이 감소할 수 있다.

여성에 비해 덜 알려져 있지만, 오히려 남성에게 갱년기가 더 빨리 찾아온다는 얘기도 있다. 여성은 평균 50세에 호르몬 변화가 오지만 남성은 30대 전후로 정점에 도달했다가 매년 감소하기 때문이다. 그래서 40대 중반이 되면 남성 호르몬이 결핍되어 갱년기 증상을 보이는 것이다. 게다가 흡연, 음주, 각종 성인병에 노출되어 남성 호르몬이 더 많이 감소되어 여성보다 빨리 갱년기가 찾아온다. 그런데 남성이 여성에 비해 갱년기 증상이 두드러지지 않고 서서히 나타난다. 남성은 폐경 없이 지속적으로 호르몬이 감소하기 때문에 천천히 오래 지속되는 특징이 있다.

병원을 찾는 40대 이상의 남성의 경우, 주로 만성적 피로감을 호소하는 경우가 많다. 병적 피로 관련 질환, 즉 갑상선 기능 저하, 빈혈 등 각종 질환에 대한 검사를 해도 모두 정상인데 우울증, 즉 의욕저하, 우울감, 불안감, 불면 등을 호소하는 경우가 상당히 많다. 이중 상당수는 남성 갱년기로 인한 경우가 많다.

병원을 찾는 환자들의 특징으로는 활동량 저하 우울증 등이 있다. 보통 이를 노화 과정으로 여기며 나중에는 배뇨장애와 성기능 장애를 호소한다. 성공한 기업인이 부도가 나서 교도소에 들어갔다 나온 적이 있는데, 배뇨장애가 오고, 사업에 대한 미련 등으로 출감 후 우울증이 심해졌다. 검사를 해보니 테스트테론이 떨어지는 현상이 나타났다.

일반적으로 남성들에게 성기능 장애가 찾아오면 무엇보다 심리적인 위축감이 크다. 남성으로서 자신감이 결여되면서 다시 성기능 장애가 심해지는 악순환이 반복되는 경우가 흔하다. 회복이 안 되면 심리적 불안감이 더해서 갱년기 우울증으로도 이어질 수 있다.

노인들은 누가 새치기만 해도 벌컥 화를 내거나 강의 도중 휴대전화 벨소리라도 들리면 큰 소리로 벨소리 주인을 나무란다. 노년이 되어 쉽게 노여워하거나 화를 내는 것은 뇌세포의 노화나 남성 호르몬의 감소도 원인이 된다.

혹시, 자신이나 남편이 남성 갱년기가 아닐까 의심하는 사람들을 위한 남성 갱년기 자가 진단법이 있다.

성적 흥미가 감소했다	☐
기력이 몹시 떨어졌다	☐
근력이나 지구력이 떨어졌다	☐
키가 줄었다	☐
삶에 대한 즐거움을 잃었다	☐
슬프거나 불안감이 있다	☐
발기의 강도가 떨어졌다	☐
운동할 때 민첩성이 떨어졌다	☐
저녁식사 후 바로 졸리다	☐
일의 능률이 떨어졌다	☐

총 10가지 문항 중 몇 개가 해당되면 남성 갱년기라고 의심해 볼 수 있을까?

10개 문항 중 3개 이상이면 남성 갱년기를 의심해 봐야 한다. 그런데 이 중 1개만 해당되도 남성 갱년기라고 판단하는 문항이 있다. 무엇일까?

'성적 흥미가 감소했다', '발기의 강도가 떨어졌다'. 이 두 문항 중에 하나라도 예라고 대답했다면 모든 질문에 아니오라고 했어도 남성 갱년기가 되었음을 인정하고 전문가와 의논을 해서 남성 호르몬 수치 검사를 해봐야 한다.

남성 호르몬인 테스토스테론을 검사하기 위해서 채혈을 하는데 보통 오전 7시부터 11시 사이에 하는 것이 좋다. 남성 호르몬은 하루 동안 일정하게 분비되는 것이 아니라 리듬이 있다. 오전 7시에서 11시 사이에 최고치에 이른다. 즉 혈중 내 분비량이 높다. 그렇기 때문에 오후에 하면 정상인 사람도 조금 낮게 나타날 수 있기 때문에 오전 시간대에 하는 것이 바람직하다.

테스토스테론 저하로 인한 남성 갱년기 환자들을 보면 대사증후군, 즉 비만, 고혈압, 이상지질혈증, 당조절 장애, 인슐린 저항성 등이 함께 동반하는 경우가 많다.

꼭 다른 질병을 유발하는 건 아니지만, 남자로서 사회적 활동을 왕성하게 하는 시기에 남성 갱년기로 인해 고통을 받다 보면, 일의 능률도 떨어지게 마련이다. 그런데 이 갱년기 문제가 개인의 고통을 넘어 가정생활 전체에 영향을 미치게 된다. 그렇기 때문에 혹시 갱년기가 아닐까 의심되는 사람들은 꼭 상담 후 치료 받기를 권장한다.

그렇다면 남성 갱년기 치료는 어떻게 할까?

부족한 남성 호르몬을 보충해 주는 치료를 하게 되는데, 방법은 크게 세 가지로 나뉜다. 먹는 약, 붙이는 약, 주사다. 가장 많이 사

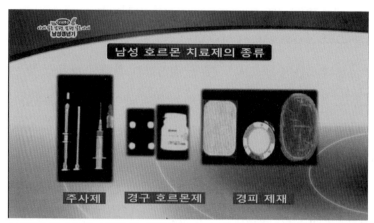

남성 호르몬 치료제의 종류

주사제　　　경구 호르몬제　　　경피 제재

▌부족한 남성 호르몬을 보충해 주는 방법은 먹는 약, 붙이는 약, 주사 세 가지 정도이다.

용되는 치료제는 주사이다. 예전에는 2~3주마다 한 번씩 맞아야 했지만 이제는 한 번 맞으면 3달 가량 체내 남성 호르몬이 일정하게 유지되는 약이 개발, 치료에 사용되고 있어 호응을 얻고 있다. 먹는 약은 간편하지만 하루 2~3회 복용해야 하고 기름진 음식과 섭취해야 한다는 단점이 있다. 붙이는 약은 하루에 한 번 어깨, 등, 복부 등 원하는 부위에 사용할 수 있으나 피부 트러블의 발생빈도가 높다는 단점이 있다.

호르몬 요법의 부작용을 걱정하는 사람도 있는데, 현재 사용되고 있는 천연 테스토스테론제제 보충요법은 모두 안전하고 효과적이다. 하지만 치료 중 발생할 수 있는 부작용을 완전히 부정할 수 없어 테스토스테론 보충요법이 중단되는 경우가 있으므로 치료 초기에는 단기적으로 사용을 하면서 환자의 추이를 지켜보는 것이 좋다. 전립선 종양 등이 있는 환자에게 사용하면 안 된다.

남성 갱년기 치료법에 대한 시민 궁금증

Q 남성 호르몬 주사는 아무나 맞아도 되나요?

Q 주변에서 남성 갱년기 치료를 하면 치매에 잘 안 걸리나요?

Q 남성 호르몬 치료 중 고혈압이나 당뇨병 등 약물을 함께 먹어도 될까요?

Q 남성 갱년기 치료에 성장 호르몬도 사용하나요?

Q 남성 호르몬 주사를 맞으면 효과가 바로 나타나나요?

Q 남성 호르몬 주사는 아무나 맞아도 되나요?

A 기준치보다 낮으면 호르몬 주사를 맞게 되는데 현재 테스토스테론 치료가 전립선암이나 전립선비대증을 발생시킬 위험이 있다는 확실한 증거는 없다. 대신 테스토스테론이 국소적으로 진행된 전립선암과 전이성 전립선암 환자의 암의 진행을 촉진시키고 증상을 악화시킨다는 이론이 있기 때문에 전립선 관련 질환이 있는 환자에겐 처방을 하지 않고 있다.

남성 호르몬이 정상범위 안에 있으면 효과도 적기 때문에 보충요법을 받을 필요가 없다. 오히려 체내에 남성 호르몬이 정상범위를 넘어 과다하게 있으면 고환이 수축돼 불임이 될 수 있고, 대머리 유전자를 가진 사람은 탈모로 이어질 가능성이 크기 때문이다.

남성 호르몬이 너무 많아도 탈인 경우가 있다. 전 세계 경제를 난타한 미국발 금융위기의 주요 원인 중의 하나가 남성 호르몬이었다고 한다. 테스토스테론 수치가 높은 남성 주식 중개인일 수록 높은 수익률을 기록했는데, 성취감과 승리감에 도취하면 테스토스테론이 과다 분비되기 때문이다. 이는 비이성적 행동과 탐욕을 부른다. 금융기관들이 미국발 금융위기의 주범인 모기지 관련 파생상품들을 쏟아내고 증시에 거품을 만든 책임도 테스토스테론에 있다는 얘기도 있다.

Q 남성 갱년기 치료를 하면 치매에 잘 안 걸리나요?

A 현재까지의 연구결과에 의하면 남성 호르몬 치료가 치매에 좋은 영향을 미칠 것이라고 한다. 특히 시각, 공간 관련 인지기능 수행에 관련하여 좋은 영향을 미친다는 보고가 많다. 하지만 치매에 영향을 주는 사회적 요인, 개체 간, 개체 내 차이 등이 있기 때문에 남성 호르몬 치료가 치매를 모두 막아준다고 할 수는 없다.

Q '남성 호르몬 치료 중 고혈압이나 당뇨병 약 등 약물을 함께 먹어도 될까요?

A 몇 가지 약물은 체내 남성 호르몬 농도에 영향을 미치기 때문에 남성 갱년기를 치료할 때는 피하는 것이 좋다. 혈중 테스토스테론의 생산과 활동을 감소시키는 약물로는 스피로락톤 같은 이뇨제, 항암물질, 곰팡이 치료제, 술, 위장약, 스테로이드, 항생제, 항경련제 등이 해당되고, 혈중 테스토스테론을 감소시키는 약물로는 여성 호르몬 제제, 항우울제, 마약성 진통제 등이 있다. 이런 약물 이외에는 같이 복용해도 큰 문제가 없다.

Q 남성 갱년기 치료에 성장 호르몬도 사용하나요?

A 성장 호르몬도 남성 호르몬처럼 20대 이후로 10년마다 15%씩 감소하기 때문에 60대가 되면 절반밖에 남지 않는다. 그래서 남성 호르몬처럼 보충이 필요한데, 성장 호르몬을 보충해 주면 근력증가나 골밀도증가, 활력증가, 복부지방 감소 같은 효과를 볼 수 있다. 주의할 것은 부종이 있을 수 있고, 관절통이 올 수도 있으며, 몇 가지 증상들은 일시적이고 단기적으로 호전되기도 한다.

Q 남성 호르몬 주사를 맞으면 효과가 바로 나타나나요?

A 남성 호르몬은 주사하거나 먹는다고 바로 변화가 생기지 않는다. 보통 성욕이 증가하고 발기시간이 길어지는 등 성생활의 변화를 느끼는 데에는 3개월 정도 걸리고 뱃살이 빠지고 근육량이 늘어

나는 등 신체적 변화를 느끼는 데는 6개월 정도 걸린다. 3개월 정도 지나면 성기능이 60~70% 좋아진다는 보고도 있다.

우울증이나 건망증, 기력저하 같은 심리적인 효과는 언제부터 나타날까? 성기능 회복과 함께 정신적, 심리적인 효과도 서서히 호전된다. 생활습관, 즉 음주, 흡연을 피하고 규칙적 운동, 스트레스관리가 병행되면 회복이 빨라질 수 있다. 하지만 현재까지 특별하게 언제까지 치료해야 한다는 명확한 기준은 없는 상태이다. 다만 남성 갱년기 치료는 질병을 치료한다기보다 노화를 방지하고 살아 있는 동안 활기차고 건강하게 살고자 하기 위한 것이므로 장기간 주치의에 지시에 다라 치료를 받는 것이 좋다. 참고로 대한남성 갱년기학회에서 제시하는 지침에 따르면 최소 1년 이상은 지속하는 것이 좋다로 되어 있다.

그렇다면 일상생활에서 남성 호르몬 분비량을 늘릴 수 있는 방법은 없을까?

비만인 사람은 살부터 빼야 한다. 지방은 남성 호르몬을 여성 호르몬으로 바꾸는 효소를 많이 분비하게 해 체내 남성 호르몬 분비량을 줄인다. 과음도 피해야 한다. 과음은 호르몬 균형을 깨트리는 비만의 원인이고 간은 여성 호르몬을 일정 부분 파괴하는 작용을 하므로 간에 이상이 생기면 성욕이 떨어지는 등 여성화 증상이 나타날 수 있다. 성생활을 규칙적으로 하고 스트레스를 줄이는 것도 도움이 된다. 뇌에서 남성 호르몬이 잘 나오도록 유도하는 자극 호르몬 분비를 활발하게 도와주기 때문이다.

적당히 운동만 잘 해도 테스토스테론이 늘어나고 식욕도 는다. 하지만 이럴 때 너무 채식만 고집하면 안 된다. 고단백 식사가 필요하다. 몸에서 테스토스테론을 만들려면 어느 정도의 콜레스테롤이 필요하기 때문이다.

남성 갱년기는 필요한 검사를 통해서 호르몬 보충요법을 실시하고, 기타 생활습관 개선, 즉 규칙적 운동, 균형잡힌 식사요법, 스트레스 관리, 금연, 절주 등으로 극복될 수 있으므로 숨기기보다는 적극적으로 주치의와 상의하는 것이 좋다.

고단백 식사, 운동, 긍정적인 사고, 의사의 격려 등 4박자가 잘 맞으면 충분히 치료가 가능한 것이 바로 남성 갱년기다.

02

디지털 습관으로 급증하는 병

디스크

　　　　　　　　　　　스마트폰, 넥타이, 하이힐, 미니
스커트의 공통점이 무엇일까? 바로 현대인의 질병 디스크 질환을
일으키는 요인들이라는 것이다. 점점 더 질환자가 늘어가는 질병
디스크에 대해서 자세히 알아보도록 하자.

　퇴근길 스마트폰으로 게임이나 메일 확인을 하는 사람들이 많
다. 그런데 지나친 컴퓨터 사용은 목에 무리를 줘서 목디스크를 유
발할 수 있다. 갑갑하게 목을 조이는 넥타이는 목이 앞으로 빠지는
일자목의 요인이 되기도 한다. 그리고 하이힐을 신으면 허리에 부
담을 주기 때문에 허리디스크를 유발하고 미니스커트는 옷의 특성
상 양쪽 무릎을 붙이려 힘을 잔뜩 주게 만들어 근육이 과도하게 긴
장하기 때문에 디스크를 유발할 수도 있다. 또한 다리를 꼬고 앉는

자세는 허리에 무리를 주기도 한다.

그 외에 디스크를 악화시키는 무거운 숄더백을 한쪽 어깨로만 매는 습관도 좋지 않다. 좌우 균형이 깨져 몸이 틀어지기 때문이다. 꽉 조인 벨트는 허리근육을 과도하게 긴장시켜 허리를 약하게 만드는 원인이 된다. 그리고 남성들의 경우 지갑이나 휴대전화를 뒷주머니 한쪽에 넣는 습관이 있는데 그것이 골반을 틀어지게 하는 원인이 되기도 한다.

허리디스크는 최근 6개월간 병원을 찾은 환자 5,786명을 분석한 결과 허리통증이나 디스크로 병원을 찾은 환자가 매년 15%정도 늘었다. 목디스크는 2010년 10월부터 2011년 4월까지 약 7개월간 목 부분 통증으로 인해 치료를 받은 환자 총 3,204명을 분석한 결과 50대가 1,070명으로 가장 많은 것으로 나타났으며 뒤를 이어 60대〉40대〉30대 순으로 나타났다. 그런데 여기서 주목할 점은 최근 컴퓨터나 휴대전화 사용이 많은 30대 이하 젊은 층에서 환자가 여섯 달 만에 4배 이상 급증한 점이다. 그 원인은 특히 청소년들의 경우 장시간 책상에 앉아 있고 컴퓨터를 하는 시간이 많다는 데 있다. 성인들도 사무직에 종사하거나 앉아 있는 시간이 많은 직장인들에게 많이 발병하고 있다.

우리가 흔히 디스크라고 말하는 것은 뼈와 뼈 사이의 충격을 흡수하기 위한 구조물을 지칭한다. 최근에는 목디스크를 호소하는 사람들이 늘고 있다. 목디스크는 목과 어깨의 통증을 동반한다. 목이 뻣뻣한 증상과 팔 또는 손, 등의 저림이 동시에 오지만 저림 현상을 본인이 더 쉽게 느낀다. 목에는 7개의 뼈가 있는데 이 뼈들 사이에 모두 여덟 쌍의 신경줄기가 지나간다. 이 중 아래쪽 네 쌍은 목뼈를 빠져나가 어깨와 팔, 손가락으로 간다. 이들 신경줄기가 빠져나온 디스크에 눌리면 어깨와 팔이 아프고 저리게 된다.

목디스크 환자는 50대 이상에서 가장 많다. 근육이 약하고 뼈가 많이 퇴화해 있어 젊은 사람들보다 쉽게 디스크에 걸리고 빠르게 악화되기 때문이다. 또한 최근에는 노년층의 인터넷 사용량 증가와도 관련이 있다.

혹시 나도 목 디스크?

뒷목이 뻣뻣하고 항상 무겁다	☐
어깨, 등이 자주 결리는 느낌이다	☐
팔에서 손가락까지 저리거나 당긴다	☐
젓가락, 필기구를 쥐면 힘이 빠지는 느낌이다	☐
뒤통수부터 이마까지 머리가 지끈지끈 아프다	☐

목디스크의 근본적인 원인은 나이가 증가함에 따라 수분이 감소하여 오는 퇴행성 변화로 시작한다. 보통 20세 이후 디스크의 퇴행성 변화가 오기 시작하는데, 디스크 내 수분 함량이 감소하여 탄력성이 감소돼 가벼운 외상이나 장시간 좋지 않은 자세로 있을 때 디스크가 후방으로 돌출되어 신경을 압박하게 되면 목디스크가 된다. 이 외에 교통사고 등의 외상으로 인해 발생하기도 한다.

목디스크를 가볍게 여기고 방치하면 큰 병을 키우게 된다. 목은 온몸으로 전달되는 척수신경이 지나고 심장에서 뇌로 혈액을 공급하는 중요한 혈관이 지나가고 있다. 따라서 목디스크 탈출로 목신경을 다쳤을 때 심각한 사지마비를 초래할 수도 있다.

통증을 느끼는 부위가 비슷해서 목디스크와 오십견을 구분하지 못할 수도 있다. 그렇다면 오십견의 증상은 어떨까?

1. 설거지를 할 때 어깨 뒤쪽과 손목이 아프다.
2. 팔 통증으로 웃옷을 입고 벗기가 힘들다.
3. 주먹을 쥐거나 팔을 올릴 수 없다.
4. 바지 주머니에 손을 넣을 수 없다.
5. 머리를 빗고 드라이할 때 어깨가 쑤신다.
6. 양치질이나 면도를 할 때 불편하다.

위와 같은 증상이 나타나면 오십견일 가능성이 높다.

2010년 6월 의료계에 따르면 국내 척추질환자 수가 400만 명을 넘어섰다. 그중 대표적인 게 허리디스크. 허리디스크는 탄력이 있어 갑자기 튀어나와 신경을 눌러 문제를 일으키기보다 통증을 느끼기 이전부터 서서히 퇴행성 변화가 일어난 경우가 많다. 즉 무거운 물건을 드는 행위, 반복되는 무리한 작업 등에 의해 이미 외상 이전에 디스크에 이상이 존재했을 가능성이 높다. 이렇게 기존에 이상이 있던 상태에서 물건을 들다가 삐끗하거나 교통사고를 당해 디스크가 악화될 수는 있다.

디스크 환자라고 해서 전부 증상이 나타나는 것은 아니다. 튀어나온 디스크가 신경을 반복해서 누르면 신경이 붓거나 염증을 일으키고 주위 근육의 수축과 혈액순환 장애로 인해 허리와 다리 통증이 나타나게 된다.

허리디스크 증상은 생활 속에서도 잘 나타난다. 먼저 허리나 엉치 부위가 아프다, 발목이나 발 뒤꿈치까지 다리가 당기거나 저리다, 세수를 하거나 양치할 때처럼 허리를 숙이면 다리가 당긴다, 걷거나 재채기할 때 통증이 더욱 악화된다, 앉아 있거나 운전을 할 때 다리가 저린다 등의 증상들이 있으면 허리디스크를 의심해 볼 만하다.

허리디스크와 척추관협착증의 경우 비슷한 증상이 있는데, 척추관협착증은 척수로부터 뻗어나온 신경이 지나가는 척추관이 좁아져 내부의 신경을 압박하여 통증과 마비의 증상을 일으키는 질환이다.

허리디스크는 요즘 10대에서도 발병률이 높아지고 있다. 한 조사에 의하면 고교생 10명 중 7명 요통을 경험했다고 한다. 전체 허리디스크 환자 중 10%를 차지하고 있는 것이 현실이다. 운동량 부족, 비만, 책상이 키에 비해 작은 경우 등이 원인이 되기도 한다. 무엇보다 공부를 하다 보면 앉아 있는 시간이 많기 때문에 허리디스크가 늘어날 수밖에 없다.

앉아 있으면 몸이 편한데, 왜 허리디스크에 더 잘 걸릴까? 디스크 탈출이 가장 많이 발생하는 부위는 요추 4번과 5번 사이다. 요추 5번과 천추 1번 사이가 가장 중력을 많이 받는 부위이다. 앉아 있는 자세는 서 있는 자세보다 척추에 두 배나 많은 부담을 느낀다. 쿠션이 좋은 의자에 비스듬히 앉아 있을수록 요통이 잘 생긴다. 즉, 몸이 편할수록 척추는 고생하는 셈이다.

허리가 아프면 보통 허리디스크라고 생각하는 경우가 있지만 그렇지 않다. 요통의 원인은 다양하다. 그중 일부가 허리디스크일 뿐이다. 40대 이후 점차 디스크의 변성이 심해지고 척추관절 등 퇴행성 병변이 진행되는 경우가 많아 요통과 그로 인한 통증의 원인이 다양해진다. 나이가 많은 경우 허리디스크보다 다른 퇴행성 질환이 함께 올 수 있다는 것을 명심해야 한다.

허리디스크 환자들 중 80~90%는 수술을 받지 않아도 저절로 증상이 좋아지는 경우가 많다. 통계자료에 의하면 수술이 필요한 환자 2~5%밖에 안 된다. 비수술적 치료로도 상당수 호전할 수 있다. 매우 심한 통증이나 마비를 동반한 경우를 제외하고는 대개 비수술적 치료를 권장하고 있다. 1단계 통증유발점 주사치료, 경막외 블록, 면관절치료, 근육이완치료, 말초신경치료. 2단계 신경성형술, 3단계 꼬리뼈내시경술이 치료법이다.

워낙 허리통증을 겪는 사람들이 많다보니 잘못 알려진 상식도 많은데, 허리통증에 관한 진실과 거짓을 알아보자.

허리통증에 관한 진실과 거짓

- **Q** 허리 아픈 데는 뜨겁게 지지는 게 좋다?
- **Q** 한국인이 허리디스크에 더 취약하다?
- **Q** 허리디스크에 허리 보조기 착용이 좋다?
- **Q** 허리에 좋은 특정 동물이 있다?

Q **허리 아픈 데는 뜨겁게 지지는 게 좋다?**

A 한국 사람들은 사우나나 반식욕 등 온찜질을 선호하는 경향이

강하지만 허리나 관절 등의 부상으로 근육통이 생기면 냉찜질부터 하는 게 원칙이다. 급성 요통이 발생하면 허리 주변의 인대나 근육에 염증이 발생하기 쉽기 때문에 지혈과 부종 억제가 가장 중요하다. 냉찜질은 혈관을 축소시켜 주기 때문에 지혈효과가 탁월하다.

Q 한국인이 허리디스크에 더 취약하다?

A 허리디스크 환자 80%가 팔자걸음 등 걷는 등의 나쁜 습관이 있다. 한국인의 경우 일반적으로 근육양이 서양인보다 10~15% 적고, 유연성이 떨어지는 데다 좌식문화로 인해 걷는 방식도 팔자걸음이 많은 것이 특징이다.

Q 허리디스크에 허리 보조기 착용이 좋다?

A 요추부 견인 보조기! 흔히 이 보조기를 하면 허리가 편안하다면서 1~2년 동안 허리 보조기를 차고 다니는 경우도 있다. 보조기는 허리운동을 억제하여 요추부 안정성을 확보하고 주변 근육 이완효과 등 치료효과를 볼 수 있다. 특히 급성기 병 회복이나 척추 골절을 고정시키기 위한 경우, 수술 후 이식된 뼈가 잘 붙게 하는 역할을 한다. 그러나 장기간 착용할 경우 요추 주변 근육이 약해져서 만성적 요통이 생기며, 이 약한 허리근육을 지탱하기 위해 보조기를 착용해야 하는 악순환이 거듭된다. 요통은 만성화된다. 허리

디스크의 경우 초기 급성기에 착용하고 호전될 기미가 보이면 걷기 등 요추부 근육 약화를 방지하기 위해 노력해야 한다. 허리 보조기의 장기간 착용이 병 호전에 큰 방해요인으로 작용할 수 있다.

Q **허리에 좋은 특정 동물이 있다?**

A 옛날엔 허리에 좋다고 고양이도 많이 잡아먹고 지네도 먹었다. 하지만 그것은 근거가 전혀 없는 속설에 불과하다. 자칫 잘못하면 기생충에 감염되거나 오히려 다른 병을 키울 수 있다.

평소에 관리만 잘해도 발병을 줄일 수 있는 게 디스크다. 가벼운 스트레칭만 잘 해도 디스크 예방에 큰 효과가 있다. 약해진 디스크에 충분한 영양을 공급하고 빠른 회복을 돕고 약해진 근육을 튼튼하게 하기 위해 음식을 잘 조절하는 것이 중요하다. 우선, 칼슘을 충분히 섭취하면 좋다. 칼슘은 우리 뼈를 만드는 성분이기 때문이다. 또, 단백질 섭취도 뼈째 먹는 생선이나 우유, 유제품 등 고루 섭취하는 것이 좋다. 도가니나 사골 등 단백질, 인, 철분이 많은 음식이 좋다. 도가니의 경우 디스크나 연골과 동일한 성분이다. 지방이 디스크에 악영향을 끼치지는 않지만 살이 찔 경우 척추에 하중이 더해지기 때문에 지방섭취를 줄이는 것도 유의할 점이다. 지방이 많은 음식은 혈중 콜레스테롤 수치를 높이고 혈관을 좁아지게 하기 때문에 혈액순환이 순조롭지 못해 디스크에 영양소가 잘 가지 않기 때문에 주의해야 한다.

03

발에 걸리는 감기

무좀

대한민국 남성들은 군대에 갔다 오면 누구나 앓는다는 병이 무좀이다. 누구나 쉽게 걸릴 수 있어서 '발에 걸리는 감기'란 말이 있을 정도다. 무좀처럼 민간요법이 많은 병도 없고, 또 무좀처럼 잘 낫지 않는 병도 없다고 한다. 무좀은 과연 고칠 수 없는 불치병일까?

전 세계 전체 인구의 약 10% 정도가 무좀환자라고 추정할 정도로 무좀 환자는 많다. 대한피부과의사회에서 통계를 낸 자료에 따르면 여름철 피부질환으로 피부과를 방문한 사람들 중 발에 이상이 있는 사람이 70~80%라고 한다. 이중 무좀환자가 80%를 넘는다.

대부분 무좀은 남성들의 전유물로 여기지만 꼭 그렇지는 않다. 남성들은 군대생활 때 꽉 조이는 군화를 오랫동안 신게 되고, 오랫동안 신발을 신고 땀을 흘리는 운동 등을 많이 하기 때문에 더 많은 것 같다. 하지만 여성들의 경우 발가락 사이가 꽉 붙는 하이힐을 신는다든가, 통풍이 잘 안 되는 스타킹 등을 신는다든가, 여름철엔 맨발로 샌들이나 신발 등을 신기 때문에 무좀에 노출돼 있다. 실제 무좀 환자의 남녀 비율은 비슷하다.

무좀은 물+좀의 합성어이다. 여기서 물은 땀을 의미하고 좀은 곰팡이균을 의미한다. 곰팡이가 좋아하는 것은 따뜻한 온도와 높은 습도 그리고 풍부한 각질이다 보니 아무래도 고온다습한 여름에 훨씬 기승을 부린다. 그러나 봄이나 가을, 겨울에 가렵지 않다고 해서 무좀이 없는 것은 아니다.

발에 생기는 무좀이라고 다 같은 건 아니다. 어느 부위에 어떤 형태로 생기느냐에 따라 크게 3가지로 나뉜다. 우선, 지간형은 발가락 사이에 가장 흔하게 생긴다. 4번, 5번 발가락 사이에 가장 많이 발생한다. 그리고 3번 4번 사이에 소수포형은 발바닥이나 발바닥 주변부에 따라 소수포로 산재하는 경우다. 각화형은 발바닥이 두껍게 각화되면서 건조되어 균열을 형성하는 경우다.

무좀은 가족 사이에 전염이 가장 흔한 질환이다. 무좀 환자의 발에서 떨어진 각질 사이에 곰팡이균의 포자가 남아 있어서 다른 발이 밟으면 전염되는데 이 포자가 12개월을 산다. 그러므로 무좀 환자는 본인뿐만 아니라 가족을 생각해서도 꼭 치료를 해야 한다. 무좀은 다른 어떤 질환보다 전염성이 굉장히 높다. 무좀 환자들을 조사해 본 결과를 보면 집에서 감염됐다고 답한 환자가 46.1%로 가장 높았다. 가족 간 감염은 무좀 환자의 양말을 신거나 가족이 공동으로 이용하는 욕실 바닥을 통해 잘 일어난다. 손톱깎이도 함께 사용해서는 안 되고 심지어 매니큐어를 통해서도 전염이 될 수 있다.

무좀균이 번식하기 좋은 곳은 따뜻하고 습기가 많은 곳이다. 그런데 우리나라는 찜질방이나 목욕 문화가 발달했기 때문에 이런 곳에서 무좀에 감염되기 쉽다. 찜질방 등에서 맨발로 다니면 무좀균에 전염될 가능성이 많으므로 면양말을 신는 것이 좋다.

무좀 하면 우선 더럽다는 생각부터 들지만, 발을 깨끗이 씻고, 관리를 잘 했는데도 무좀에 걸리는 사람이 많다. 왜 그럴까? 지금보다 위생상태가 떨어졌던 1950~1960년대에 상대적으로 무좀의 발생빈도가 낮았다. 생활수준이 높아지면서 구두와 양말을 신고 생활하는 시간이 많아지면서 발에 습기가 많이 차게 돼 감염율 역시 높아지는 추세다. 생활수준이 높아지면서 무좀의 발병원인도 점차 선진국형으로 발전한 것이다.

하지만 발이 가렵다고 다 무좀은 아니다. 일반적인 습진 등 피부

질환과 혼동되는 경우가 많다. 그래서 피부과 의사들도 곰팡이균 검사를 통해 진단을 내린다.

일반적으로 무좀은 발에만 걸린다고 생각하기 쉽지만 그렇지 않다. 신체 부위 여러 곳에 나타날 수 있다. 무좀은 곰팡이가 피부의 각질을 녹여 영양분으로 삼아 기생, 번식하는 피부질환으로 곰팡이가 좋아하는 각질이 풍부하고 습하며 따뜻한 곳에 나타날 수 있다.

무좀은 결코 무시해도 되는 질병이 아니다. 제대로 치료하지 않고 방치할 경우 균이 발이 아닌 신체 어느 부위든 침투할 수 있기 때문이다. 그리고 무좀은 낫지 않는 질병이 아니다. 초기에 제대로 치료하지 않으면 계속 재발하는 경향이 있어 평생 지닐 수밖에 없는 반려질병으로 여기는 것일 뿐이다. 또한 환자 스스로의 판단으로 임의로 시중에 나와 있는 소위 광범위한 피부질환 치료제를 사용하는 경우가 있다. 피부질환 치료제 안내문에는 무좀뿐만 아니라 습진, 감염 등에도 사용 가능하다고 나와 있는데 연고 성분에는 무좀 곰팡이를 죽이는 성분 외에도 우리 몸의 정상적인 면역반응을 억누르는 호르몬제가 들어 있다. 바르면 증상이 빨리 좋아지는 것 같지만 실제 무좀이 완치되기는 어렵다.

할머니, 할아버지들을 보면 발톱이 두껍거나 검게 변한 경우가 많다. 이것을 자연스런 노화현상으로 간주하는 경우가 많지만, 대부분 손발톱 무좀인 경우가 많다. 통계에도 70세 이상 노인의 절반 정도인 48.6%가 손발톱무좀으로 고생하고 있는 것으로 보고될 정도다.

　발톱무좀이야 발무좀에서 발전했다 치지만 손톱무좀은 왜 생기는 걸까? 무좀은 전염성이 강하여 발에 무좀이 있을 경우 자신도 모르게 무의식적으로 긁게 된다. 그럴 경우 자연스럽게 손톱 사이에 무좀균이 들어가 손톱무좀이 생긴다. 그리고 물이 묻은 손으로 고무장갑을 끼고 설거지를 하는 것 또한 손톱무좀에 걸리게 되는 원인 중 하나다. 발톱무좀도 꼭 발무좀에서 시작된다고만 볼 수 없다. 여름철엔 피서지에서 샌들이나 슬리퍼만 신거나 아니면 맨발로 해변가를 걷는 경우가 있는데 조개껍질이나 병마개 같은 것에 의해 발톱 주변에 상처가 나면 흔하지는 않지만 균이 파고들어가 발톱무좀을 일으킬 여지가 많기 때문에 특히 여름철에 주의해야 한다. 그리고 최근에는 손발톱과 주변에 지속적으로 자극을 주는 네일아트 때문에도 문제가 될 수 있다.

　손발톱무좀은 일반 무좀에 비해 치료가 더 어렵다는 얘기가 있다. 바르는 연고만으로 호전되는 경우가 쉽지 않다. 먹는 약도 함께 복용해야 좋다. 먹는 약 같은 경우, 간을 손상시킨다고 알려진 경우가 있다. 그것은 2세대 무좀약에 적용되는 얘기다. 7~8년 전부터 출시된 3세대 무좀약은 매우 안전하며 꼭 필요한 경우엔 간이 나쁜 사람에게조차 투여할 수 있다. 따라서 요즘 무좀약은 복용하는 데 제한이 거의 없고 간장약을 함께 복용할 필요도 없다. 하지만, 당뇨, 골다공증, 심혈관질환 등 다른 약물을 복용하는 노인들은 치료 약제를 선택할 때 주의해야 한다. 약들이 상호작용을 일으키지 않는 약물로 처방을 받아야 하기 때문이다. 당뇨병 환자의 발은 단순한 무좀이나 작은 상처, 염증에도 쉽게 괴사된다. 그러므로 고온다습해 무좀 곰팡이가 번식하고 염증이 악화되기 쉬운 여름에 더 큰 주위를 기울여야한다. 특히 심장에서 가장 멀리 떨어진 발은 작은 상처만으로도 염증이 뼛속까지 번지는 골수염이 발생해 발이 썩는 무서운 상황도 생기므로 주의해야 한다.

무좀 완치 후 재발이 되는 경우도 있는데, 그것은 재감염된 것이다. 발톱무좀은 균이 발톱에 바로 침투해 생기는 것이 아니라 발 피부에 생긴 무좀을 통해 2차적으로 감염되는 경우가 일반적이다. 그래서 발톱무좀 환자를 치료할 때 대부분 발에 생긴 무좀부터 먼저 치료한다. 치료 후 발톱무좀 증상이 다시 나타났다면 이 또한 발무좀이 먼저 재발해 2차 감염되었을 가능성이 크다. 발톱에 있던 균이 재발한 것이 아니라 발에 생긴 무좀에 의해 발톱까지 재감염됐다는 표현이 맞다. 재감염이 되지 않으려면 바르는 연고의 경우 도포부위를 넓게 해서 발라주는 것이 중요하다. 그리고 다 나은 것

같아도 2~3주간 더 바르는 것이 재발, 혹은 재감염을 막는 데 도움이 된다.

미리미리 무좀을 예방할 수 있는 방법은 없을까? 우선 발을 깨끗이 씻고 특히 발가락 사이를 잘 닦아 항상 건조하게 유지해야 한다. 많은 사람들이 사용하는 공공시설의 슬리퍼나 발수건 사용은 조심하고, 공중 목욕탕이나 수영장 바닥 등은 감염경로의 하나이므로 이곳을 다녀온 뒤에는 발을 깨끗이 씻고, 잘 말린다. 신발을 두 켤레 이상 준비해 번갈아가며 신는 게 좋으며 안 신는 신발은 햇볕에 잘 말린다. 꽉 죄는 옷이나 신발은 땀이 차기 쉬우므로 삼간다. 되도록 면양말을 신는 것이 좋다. 그리고 가족간 감염이 심하므로 지금 당장 무좀이 없더라도 가족 중에 무좀환자가 있다면 미리 진료를 받아보는 것도 좋다.

04

하소연 못하는 묵직한 고통

변비

로큰롤의 황제 엘비스 프레슬리의 사망원인이 무엇인지 아는가? 그의 죽음을 둘러싸고, 약물중독이다, 비만 때문이다 여러 가지 추측이 난무했지만, 그의 사망원인은 다른 곳에 있었다. 그 어떤 중요 질병도 아닌 바로 만성변비 때문! 주치의의 주장에 따르면 사망 직전까지도 심각한 변비로 고생했고 사망 뒤 부검을 실시한 결과 대장이 일반인보다 2배 이상 확장된 상태였다고 한다. 엘비스는 자신의 병을 매우 부끄러워해서 밝히길 원하지 않았고 치료를 거부해서 죽음에까지 이르렀다는데 만성변비, 그냥 두면 사망에도 이르게 하는 이 묵직한 고통에 대해서 알아보자.

과연, 만성변비가 사망의 원인이 될 수 있을까? 만성변비의 경우에 대변이 오랫동안 대장에 머물면서 수분이 흡수되면 돌덩이처럼 딱딱하게 변하게 된다. 딱딱한 변은 장의 점막을 눌러 궤양이 발생할 수 있다. 또한 장에 쌓인 딱딱한 변에 의해 장이 확장되면서 장으로의 혈액공급이 부족해진다. 이러한 장의 궤양과 장의 혈액부족은 장에 구멍을 낼 수 있는데(장천공이라고 한다) 이러한 경우에 대변이 복막으로 새어나와 급성 복막염을 일으켜 사망에 이르게 할 수 있다. 의학문헌을 살펴보면 이렇게 장천공으로 사망한 경우가 20대부터 80대에 이르기까지 다양하게 보고되어 있다.

변비에 대한 정확한 통계는 없지만 전화 설문조사에서 약 13% 정도가 본인이 변비라 응답했다. 미국에서는 2~28%까지 다양하게 보고 있다. 이유는 증상이 주관적이고 사람마다 변비에 대한 생각이나 판단기준이 다르기 때문이다. 우리나라에서는 몸짱, 얼짱 열풍 때문에 젊은이들뿐 아니라 중장년까지도 S라인을 만들기 위해 심한 다이어트와 운동, 살 빼는 약을 복용한다. 이로 인해 변의 양이 적어져 습관성 변비로 고생하는 환자가 급격히 늘어나고 있다. 특히 입시로 하루 종일 앉아 있어야 하는 여자 청소년의 경우 절반 이상이 변비로 고생하고 있다.

변비 환자는 실제로 남성보다 여성이 3~4배가 많다. 무리한 다이어트, 몸에 착 달라붙는 옷, 변비약 남용, 운동부족과 같은 후천적 요인과 약한 복근력, 예민한 신경 등의 선천적 요인이 대표적이다. 특히, 여성은 장운동의 훼방꾼 프로게스테론이 생리 직전에 가장 많으므로 배변곤란이나 배변신경증이 남성보다 더 잘 생길 수 있다. 특히 과민성대장증후군과 연관된 변비는 여성 호르몬의 변화가 영향을 준다는 보고가 있다. 월경 주기에 따라 변비나 복통 등의 증상이 나타났다 사라질 수 있다.

그렇다면 어떤 경우에 변비라고 판단할 수 있을까?

이럴 때, 변비가 의심스럽다!	
배변 시 힘이 많이 든다	☐
대변이 딱딱하거나 울퉁불퉁하다	☐
배변 후 잔변감이 있다	☐
항문이 막히거나 차단된 느낌이 든다	☐
배변을 위해 배를 누르거나 직접 대변을 없애는 행동을 한다	☐
1주일에 2회 이하로 변을 본다	☐

암, 장유착, 탈장처럼 변비의 원인 질환이 없는데도 변비가 생기는 경우를 기능성 변비라고 하는데, 가장 많이 이용되는 〈로마판정기준〉에 의하면 위의 6가지 중 2가지 이상이 있으면 변비에 해당

한다. 이런 증상이 3개월 동안 나타났을 때 변비로 정의된다.
변비도 증상에 따라 종류가 있다.

이완성 변비	
증상	• 며칠 동안 변을 보지 못해도 불편한 줄 모른다. • 변이 굵고 딱딱하다.
발병이유	• 불규칙한 식사, 불충분한 물 섭취, • 배변시간의 부족.

경련성 변비	
증상	• 변을 보고 싶은 마음은 강하지만 힘을 주어도 변이 나오지 않는다. • 변을 봐도 토끼 똥 정도에 그치며 배에 가스도 많이 차고 배가 나온다.
발병이유	• 술, 커피, 흡연, 인스턴트 음식. • 긴장과 스트레스 등 정신적 요인, 장의 감염 등.

배변기능장애 변비	
증상	• 대장의 말단 부위인 직장에 장애가 생겨서 변이 가득하나 힘을 주어도 변이 나오지 않는다.
발병이유	• 직장 부위 근육이나 신경 계통의 장애.

이런 변비를 유발하는 원인들은 다양하다. 첫 번째, 운동부족과 섬유질 섭취의 부족이다. 앉아서 생활하는 수험생이나 위장기능이 약해지는 노년층에게 운동은 필수적이다. 인스턴트 식품 패스트푸드와 함께 아침 결식, 다이어트로 인한 절식으로 인해 섬유질 섭취가 부족해질 수밖에 없는데 이도 큰 원인이다. 두 번째, 몸의 이상이 있거나 장운동에 영향을 미치는 약제의 복용 여부 확인해야 한다. 변비와 함께 여러 신체증상이 동반된 경우 기능성 변비가 아니라 '기질성 변비'일 수 있기 때문에 원인질환에 대한 평가가 필요하다. 또한 위산의 제약을 억제하는 제산제, 진통제 또는 경련을 진정시키는 진경제, 항고혈압제, 항우울제가 원인이라면 약제를 변경하는 것이 바람직하다. 마지막으로 변비약의 남용이다. 특히 설사약인 자극성 하제의 경우 처음에는 효과를 볼 수 있지만 남용될 경우 대장운동의 저하로 악순환이 반복돼 변비가 더 심해질 수 있기 때문에 주의해야 한다.

많은 사람이 매일 배변해야 하는 것으로 잘못 알고 있는데 배변 횟수는 기능성 변비의 진단기준 중 하나일 뿐이다. 예를 들어 1주일에 한 번 변을 보더라도 〈로마 판정기준〉의 5가지에 해당사항이 없다면 변비가 아닌 것이다. 매일 보더라도 힘이 많이 들거나 항문이 막힌 느낌이 든다면 변비다.

젊을 때는 변을 시원하게 잘 봤는데, 나이가 들수록 힘들다는 사람도 많다. 한 대학교에서 평균나이 73세 노인들을 대상으로 변비 유병률을 조사했는데, 전체의 20%가 변비로 진단됐다. 노인성 만성변비는 활동량이 줄고 신체와 장기의 기능이 저하되면서 대장의 운동기능이 약해져 변이 대장에 가득 차도 변을 밀어낼 힘이 부족하기 때문에 나타난다. 며칠 동안 변을 보지 못해도 불편함을 잘 느끼지 못하지만 배를 만져보면 왼쪽에 딱딱하게 변이 만져진다. 또한 노인들이 먹는 각종 혈압약이나 신경계통 약물 등 중 변비를 일으킬 수 있는 약물이 있다.

노인성 만성변비는 변을 볼 때 무리하게 힘을 주게 만들어 실신이나 뇌졸중을 일으킬 수 있기 때문에 방치하면 위험할 수 있다. 이 때문에 정확한 진단을 통해 근본적인 치료를 하는 것이 중요하다. 특히 딱딱한 대변이 장을 틀어막는 분변 매복의 경우 변비인데 오히려 설사가 날 때도 있다. 이럴 때 설사를 멎게 하려고 지사제를 쓰면 딱딱한 대변이 더욱 딱딱해져 장폐쇄증에 걸릴 수도 있다.

변비는 생활 속에서 흔하게 나타나기 때문에 병원에서 진단을 받기보다는 본인 스스로 '나 변비야'라고 진단하는 경우가 흔하다. 생활환경의 변화나 스트레스로 인한 일시적 현상이라면 적절한 휴식과 운동, 수분과 식이섬유 섭취 등을 시도해 볼 수 있다. 그러나 발열, 잠을 깨우는 복통, 혈변, 배변 시 통증, 변 굵기의 변화, 식욕

감퇴, 체중감소 등의 증상이 동반되었다면 검사가 필요하다. 특히 중장년층에서 변비가 없다. 갑자기 생겼다면 반드시 대장내시경 검사를 받는 게 좋다.

여성들은 무리한 다이어트나 임신 때문에 변비가 잘 생긴다고도 하지만, 출산 후에도 변비가 낫지 않아 고생하는 여성들도 많다. 이것은 분만 도중의 상처나 제왕절개 수술 후 장유착 같은 합병증, 임신 전 체중으로 회복하기 위한 무리한 다이어트, 출산 후 흔히 발생하는 산후 우울증과 갑상샘염 등 원인이 복합적이다. 가능한 한 자연분만, 적절한 스트레칭, 조급하지 않은 체중회복, 산후 호발질환 확인 등 개별 맞춤식 평가와 치료가 이루어져야 한다.

아이들의 경우, 환경에 민감해서 집이 아니면 볼일을 못 보는 경우도 있다. 이럴 때는 어떻게 해야 할까? 평소에 식사 후 배변하는 습관을 훈련하고, 힘들겠지만 생활 리듬이 깨지지 않도록 규칙적인 식사를 하고, 같은 시각에 잠드는 것이 좋다. 화장지 대신 물티슈를 이용하는 것도 한 가지 방법이다.

변비가 생기는 이유나 상황이 워낙 다양하기 때문에 치료에 대해서 잘못 알고 있는 상식도 그만큼 많다. 변비치료에 대한 진실과 거짓에 대해 알아보자.

Q 물을 많이 마시면 변비가 치료된다?

Q 변비에는 식이섬유 섭취가 최고다?

Q 변비치료에는 좌변기보다 재래식 변기가 좋다?

Q 대변은 일어나자마자 아침에 봐라?

Q 운동량을 늘리면 변비가 해소된다?

Q 생활 속에서 변비를 예방할 수는 없을까?

Q 물을 많이 마시면 변비가 치료된다?

A 충분한 수분섭취가 변비예방에 도움이 된다, 반대로 안 된다는 보고도 있다. 하지만 일반적으로 충분한 수분섭취는 체내 신진대사를 촉진해 노폐물 배출에 도움을 준다. 또한 장에서 대변이 형성되기 위해서는 장에서 스펀지처럼 물을 빨아들여야 되는 과정이 필요한데 충분한 수분섭취를 통해 부드러운 대변 형성을 도와줄 수 있다.

Q 변비에는 식이섬유 섭취가 최고다?

A 평소에 식이섬유 섭취가 부족한 경우에는 도움이 된다. 식이섬유의 역할은 변의 부피를 형성하는 것으로 수분이 부족하거나 장의 운동기능이 저하된 경우에는 오히려 식이섬유 섭취가 상황을

더 악화시킬 수 있다. 장기적인 관점에서는 섬유질 섭취가 부족한 만성변비 환자에게는 좋다. 하지만 식이섬유는 소화과정에서 생긴 가스로 인한 팽창감이나 복통 등을 일으킬 수 있기 때문에 주의가 필요하다. 따라서 만성변비로 장에 변이 차 있을 경우에는 삼투성 하제로 변을 제거하면서 식이섬유의 섭취를 서서히 증량해 가는 것이 좋다.

Q 변비치료에는 좌변기보다 재래식 변기가 좋다?

A 이것은 일률적으로 어느 쪽이 좋다고 말하기 어렵다. 하지만 재래식 변기의 경우에 복압을 상승시키고 배 근육들의 수축 운동이 좌변기보다 더 용이할 수 있다.

Q 대변은 아침에 일어나자마자 아침에 봐라?

A 장의 움직임은 자율신경의 조절을 받는다. 기상과 함께 장이 움직이기 시작하지만 아주 활발한 상태가 아니다. 음식물 섭취로 생기는 위대장관 반사―먹으면 마려워진다―를 이용한 식후 배변이 더 수월하다. 배변시간은 5분을 넘기지 않도록 하고 아침 식후에 화장실을 갈 시간이 없다면 기상하자마자 물을 마셔 위대장관 반사를 일으켜 변을 보는 것도 한 방법이다. 변비 예방을 위해서는 아침식사를 꼭 먹는 것이 중요하다.

변비 때문에 살이 쪘다고 생각하는 사람도 있다. 하지만 변비 자체가 살을 찌게 하지는 않는다. 그러나 과체중과 비만의 경우 복부에 쌓이는 복부지방이 각종 염증물질과 호르몬이 분비되어 식도, 위, 장 등의 소화기관 운동에 해로운 작용을 일으킬 수 있다. 또한 내장에 지방이 쌓이면 장의 연동운동에 방해가 돼 음식물을 혼합하는 작용과 아래로 내려보내는 작용이 제대로 이뤄지지 않아 변비가 생긴다. 특히 육식 위주의 기름기 많은 지방식, 정제 설탕이 많이 들어간 가공식품 등은 장점막에 염증을 야기할 수 있다는 보고들이 나오고 있다. 이때 배변활동은 도와주고 열량은 적으면서 포만감을 주는 식품을 적당히 섭취해 체지방을 줄이는 데 노력해야 한다.

Q 운동량을 늘리면 변비가 해소된다?

A 운동부족만으로 변비가 생기는 것은 아니다. 적당한 운동은 젊은층의 경우 신체활동이 증가하면 장의 연동운동도 활성화돼 변비 해소에 도움이 되지만 심한 만성변비에는 별 도움이 되지 않는다. 특히 노인들에게 변비가 많이 생기는 이유는 식습관이나 개인의 성격, 다른 약물의 복용 등 여러 요인이 복합적으로 작용하는 경우가 많다.

Q 생활 속에서 변비를 예방할 수는 없을까?

A 사무실에 앉아서 장시간 일하는 현대인들은 장시간 웅크린 자세로 있게 되므로 배 속의 장기들도 답답하다. 항상 본인 키에 맞게 책상, 의자, 모니터 등을 조절하고 가슴을 펴고 허리에는 쿠션을 받혀 바른 자세를 유지하는 것이 변비뿐 아니라 목과 어깨통증, 두통예방에도 좋다. 복식호흡, 참선, 명상, 요가 등 긴장을 이완시키는 운동과 우측 아랫배부터 시계방향으로 한 바퀴 원을 그리면서 마사지를 하는 방법도 있다. 또 반듯이 누워서 물고기처럼 상체와 하체를 흔드는 운동도 좋다.

매우 바쁘게 생활하는 사람들 중에는 화장실에 가고 싶은 변의를 느껴도 일부러 참는 경우가 많다. 이러한 경우에 직장이 점차 늘어나게 되고, 늘어난 직장에 더 많은 변이 차게 된다. 따라서 환자는 더 심한 변비를 호소하는 악순환이 거듭된다. 따라서 화장실에 가고 싶은 변의를 느끼면 절대로 참지 말고 그때그때 화장실에 가는 것이 좋다. 또한 이와 반대로 변의와 상관없이 일정한 간격으로 대변을 보기 위해 변기에 앉아 강박적으로 힘주어 배변을 유도하는 경우에 혈전성 외치핵, 음부신경 손상이나 변실금 같은 항문, 직장 병변을 야기할 수 있다. 이외에 아침을 꼭 챙겨먹고 충분한 양의 식사를 하는 것이 좋다. 또 많이 걷고 물도 충분히 마시고, 야

채와 과일을 많이 먹고, 밥을 먹고 바로 눕지 않는 것도 중요하다.

최근에는 대장암, 대장용종이 급증하므로 중년 이상의 나이에는 대장내시경을 시행하는 것이 도움이 된다. 또한 당뇨병, 갑상선기능저하증, 고칼슘 혈증 등 여러 기저질환이 변비를 야기할 수 있으므로 자가처방보다는 정밀검사 후 치료해야 한다. 또한 파킨슨병, 뇌혈관질환, 척추질환, 뇌종양, 다발성경화증 등 각종 신경계 질환에도 변비가 생기므로 전문의와 상의하는 것이 중요하다.

하루 세 끼 식사 시 20번씩 씹고 20분에 걸쳐 천천히 식사 후 동네 한 바퀴 산보하면 변비와 작별할 수 있다.

05

피나는 잇몸, 무너지는 건강

잇몸질환

이 질환은 기네스북에 올라 있는 질환이다. 인류가 탄생하고 지금까지 가장 많은 감염자 수를 기록하고 있다고. 대한민국 40대 이상의 장노년층의 경우 80~ 90%에서 발생한다. 바로, 바람만 들어와도 이가 시려서 풍치라고도 불리는 잇몸질환! '한번 걸리면 끝장!' 혹은 '면역도 생기지 않고 호전되지 않는 무서운 병'이란 표현도 무색하지 않다. 충치와 달리 통증이 심하지 않아서 참다 참다 병원에 가면 잇몸 뼈가 녹아 있는 경우도 많다. 건강도 지키고 병원비도 절약할 수 있는 잇몸 관리법에 대해서 알아보자.

40대 이상에서 80~90%면 거의 모든 성인이 잇몸질환을 앓고 있다고 해도 과언이 아니다. 20세 이상의 성인의 경우 과반수 이상에서 35세 이후에는 4명당 3명꼴로. 그리고 40세 이상의 경우는 80~90%에서 잇몸질환이 발생한다. 나이가 들수록 잇몸을 잘 살피는 일은 그래서 필요하다.

잇몸질환은 심한 통증 없이 진행되므로 대개 본인이 통증을 느낄 때는 이미 치아를 빼야 할 정도로 염증이 심해져 있다. 그래서 잇몸질환을 소리 없이 찾아와 치아를 빼앗아가는 도둑이라고 표현한다. 40대 이상의 나이는 훨씬 이전부터 잇몸이 무너지기 시작해서 하나의 질환 형태로 나타나는 시기라는 말이 더욱 정확한 표현일 것이다. 건강한 사람의 잇몸도 1년에 0.1~0.2mm 정도는 자연스럽게 소실되는데, 그래서 40대 중반이 넘어가면 치주질환이 쉽게 나타난다.

우리 입 안은 세균이 번식하기에 더없이 안성맞춤인 곳이다. 구강 내에는 현재 발견된 미생물만 해도 19가지이다. 병원성 세균은 아직 안 밝혀진 것이 많다. 입 속이나 잇몸, 잇몸 뼈 깊숙한 곳, 목 구멍 등은 세균이 자라기에 최적의 환경이다. 입 안 세균의 영양분은 바로 단당류인 설탕인데, 누구나 단 것을 먹기에 당연히 세균을 번식하는 조건을 만들어 주는 셈이다.

충치는 특정 치아 한 개에만 타나나지만 풍치는 주변 모든 치아에 영향을 미친다. 화재와 비교하자면 충치는 방 한 칸 타버린 것이지만 풍치는 집 전체가 잿더미가 된 것과 같다. 그렇다면 어떤 증상이 나타날 때 잇몸질환으로 의심해 보는 게 좋을까?

이런 증상, 잇몸질환이 의심스럽다!

과일을 베어 먹거나 칫솔질할 때 쉽게 피가 난다 ☐

선홍색이 아닌 자줏빛을 띠고 잇몸이 붓는다 ☐

잇몸에 분화구 같은 궤양이 있거나 통증이 있다 ☐

이가 시리고 차갑거나 뜨거운 음식에 통증이 생긴다 ☐

호흡 시에 불쾌한 악취나 맛이 느껴진다 ☐

이가 흔들리고 치아 사이의 간격이 넓어진다 ☐

잇몸이 점점 내려앉아 이가 길어 보인다 ☐

그렇다면 잇몸병을 유발하는 원인에는 어떤 것들이 있을까?

1. 치석－치아에 지속적으로 형성되는 끈적끈적하고 무색의 프라그라는 세균막이 단단해져 치석이 되면 치아와 잇몸 사이에 틈이 생겨 치주낭과 같은 염증이 생긴다.

2. 흡연－흡연은 니코틴의 독성으로 인한 면역력 저하와 조직 파괴 외에도 흡연 시의 구강 내 온도 상승, 흡연 후 입마름 등의 여러 가지 다양한 악화환경을 함께 만들어 잇몸이 스스로 회복할 수 있

는 힘을 잃게 한다.

3. 스트레스-면역력 악화로 인한 증상의 악화와 함께 스트레스를 풀기 위해 음주나 흡연을 할 경우에는 2차적인 악화요인으로도 작용하게 된다.

4. 호르몬-생식 호르몬은 신장과도 연관이 있는데 이러한 변화로 인해 잇몸이 약해지게 되며, 흔히 겪게 되는 대표적인 예로 임신, 출산, 갱년기의 잇몸질환이 있다.

보통 치아가 좋으면 부모님에게 물려받았다는 말들을 한다. 그런데 잇몸질환도 유전적인 영향을 받을 때가 있다. 유전적 요인이 치은염이나 치주염 등 각종 잇몸질환이 발생하는 데 한몫 한다. 가족력이 있어 선천적으로 잇몸이 약해서 쉽게 잇몸질환이 생길 수 있다.

어려서부터 충치 하나 없이 깨끗한 이를 가진 사람이라고 잇몸질환을 안심해서도 안 된다. 충치와 잇몸질환을 일으키는 세균은 서로 다르며 상대방의 증식을 억제하는 작용을 한다. 충치가 많다면 오히려 잇몸질환을 유발하는 세균은 적다는 뜻이다. 반대로 충치가 적다면 잇몸질환 가능성은 높다. 어릴 때 충치가 적었던 사람일수록 오히려 잇몸질환에 대비해 칫솔질과 치실 사용을 열심히 해야 한다.

잇몸병은 보통 정상에서 치은염이 생겼다가, 치주염으로 발달한다. 치주병은 치료하지 않고 방치할 경우 치아를 잃을 수도 있고 입 안의 세균이 혈관으로 침투해 전신질환을 유발할 수 있다. 또한 치은염을 치료하지 않은 상태로 계속 방치할 경우 치은 경계부에 국한되어 있던 프라그나 치석이 잇몸 뼈 쪽으로 진행되고 잇몸뼈가 영향을 받으면서 서서히 잇몸뼈가 녹게 된다.

잇몸병 때문에 다른 질병도 생길 수 있는 걸까? 잇몸병을 일으키는 세균이 혈액을 통해 혈관에 들어가 손상을 입히고 혈당 조절을 방해해서 당뇨병에 걸릴 확률은 3배나 높다. 치명적인 심장 발작이 발생할 확률은 1.5~2배, 뇌졸중은 3배 정도 높다. 입 안에 세균이 들어오면 방어작용으로 백혈구가 많이 생기는데, 이로 인해 혈전이 심장에 혈액을 공급하는 관상동맥을 막으면 심근경색이 생기고, 뇌혈관을 막으면 뇌졸중이 올 수 있다. 이밖에 8개월 만에 사산된 태아를 부검한 결과 태아의 혈액과 위에서 엄마의 구강 내 잇몸 염증을 유발한 세균이 검출되었다는 보고도 있다. 산모의 혈류를 타고 들어간 치주염 박테리아가 세균감염을 일으킨 것이다.

잇몸질환에 대한 진실과 거짓을 알아보자.

Q 잇몸질환이 있을 땐 소금으로 닦는 것이 좋다?

Q 치석이 잘 생기는 체질이 따로 있다?

Q 잇몸질환은 먹는 약으로 고칠 수 있다?

Q 잇몸질환이 있으면 임플란트를 할 수 없다?

Q 전동칫솔은 잇몸에 좋지 않다?

Q 잇몸질환이 있을 땐 소금으로 닦는 것이 좋다?

A 소금물은 어느 정도 소독효과는 있으나 소금이나 죽염이 잇몸에 직접 닿으면 잇몸에 상처가 생길 수 있다.

Q 치석이 잘 생기는 체질이 따로 있다?

A 우리 몸에 체액이 흐르는 곳에서는 석회화가 생기기도 한다. 그것이 바로 결석이다. 치아에도 타액의 성분과 점조 동에 따라서 치석이 잘 생기는 사람이 있다. 그리고 먹는 음식의 기호에 따라 칼슘이나 근근한 음식을 좋아하는 사람은 치석이 조금 더 잘 생길 수 있지만 가장 중요한 것은 치면 세균막(치태), 즉 프라그이다. 이 것이 계속 남아 있으면 타액 중 칼슘을 흡수하여 치석이 생긴다.

Q 잇몸질환은 먹는 약으로 고칠 수 있다?

A 잇몸질환은 흔히 프라그라고 부르는 치태, 그리고 치석 때문에 생긴다. 세균 덩어리와 음식물 찌꺼기가 혼합된 치태는 오래되면 돌처럼 딱딱하게 굳어 치석이 되는데 이 치석은 세균이 만들어내는 칼슘 성분을 이용해 치아 외부에 단단히 붙어 있다. 이에 달라붙는 치석을 약으로 녹이는 것은 거의 불가능하다. 잇몸 질환 치료제는 잇몸 염증을 치료하는 것이지 치석을 녹여주는 것이 아니다. 따라서 치석을 제거하고 잇몸 염증치료제를 사용하는 것은 효과가 있지만 치석을 그대로 두고 잇몸 염증치료제를 사용한다면 일시적으로 염증이 낫더라도 결국 재발할 수밖에 없다.

Q 잇몸질환이 있으면 임플란트를 할 수 없다?

A 치주질환에 걸리면 임플란트를 할 수 없다고 알고 있는 사람들이 많으나 심한 치주질환으로 치조골이 소실된 사람의 경우에도 대부분 잇몸뼈 이식을 통해 임플란트를 시술받을 수 있다.

Q 전동칫솔은 잇몸에 좋지 않다?

A 회전식 전동칫솔은 힘이 강해 칫솔모가 잘 닿는 앞부분의 경우 치석을 없애주는 효과도 있다. 하지만 칫솔모가 치아에 닿는 부분이 한정적이고 치아 사이를 닦으려고 각도를 바꾸거나 칫솔모를

밀착시키면 잇몸에 손상을 입힐 가능성이 높아진다. 칫솔모가 닿는 부분은 잘 닦이지만 닿지 않는 부분이 있고 이를 닦으려고 하면 오히려 잇몸이 다칠 수 있다.

칫솔을 잇몸 깊이 팽팽하게 넣고 이와 잇몸이 닿는 부위부터 돌려 닦는다. 치아의 바깥쪽과 안쪽을 구석구석 빠뜨리지 않고 닦는다. 치아의 씹는 면을 닦고 혀까지 닦아준다.

칫솔은 칫솔모가 앞니 2~3개 정도를 덮을 수 있는 크기가 적당하다. 칫솔의 머리 부위가 작아야 맨 끝 어금니까지 제대로 닦을 수 있기 때문이다. 시판되는 칫솔의 크기로 보아 성인의 경우 청소년용을 쓰는 것이 적당하다. 손잡이는 곧고 잡기 편한 것을 선택하고 칫솔모는 끝이 둥글게 처리된 것을 써야 치아가 상하는 것을 막을 수 있다. 잇몸이 건강한 사람은 탄력 있는 것으로, 잇몸이 약하거나 이가 시린 사람은 부드러운 것으로, 치석이 잘 생겨 잇몸질환이 있는 사람은 중간 이상 강도의 칫솔을 사용하는 것이 좋다. 치약을 고를 때 가장 고려해야 할 부분은 마모도다. 마모란 치아 표면을 닦고 매끄럽게 다듬어주는 작용을 말하는데, 마모도가 높을수록 치아 표면을 쉽게 깎아낸다. 따라서 이가 시리고 아픈 경우에는 마모도가 낮은 치약을 선택하고, 반면 플러그나 치석이 잘 생기는 사람, 담배를 많이 피우는 사람, 이에 착색이 잘 되는 사람은 마모도가 높은 치약을 고른다. 또한 세균막과 세균을 함께 없앨 수 있도록 세정력과 살균기능을 갖춘 치약을 선택한다. 시린 이의 경우 방어벽을 형성해 주는 질산칼륨, 염화스트론튬이 들어간 제품을 사용하면 시린 증상을 어느 정도 줄여주고 예방한다. 충치 예방에 불소가 좋으나, 어린이가 불소 함량이 높은 치약을 사용할 경우 잘못하면 치아에 얼룩이 생기는 등 부작용이 있으므로 주의해야 한다.

치주질환을 예방하는 가장 좋은 방법은 올바른 양치질 습관이다. 올바른 양치질은 치주질환의 원인인 치태와 치석의 생성을 막을 수 있는 가장 좋은 방법이다. 특히 잠자리에 들기 전에 하는 양치질은 매우 중요하다. 하지만 양치질은 치태의 제거 및 치석형성 억제에는 좋은 효과를 나타내지만 일단 형성된 치석을 제거하지는 못한다. 치석을 제거하는 좋은 방법은 스케일링이다.

요즘은 치간 칫솔이나 치실을 이용하는 사람도 많다. 치아 사이에 낀 음식물 찌꺼기나 치태 등은 칫솔질만으로는 완벽하게 제거되지 않는다. 치태 예방과 음식물 찌꺼기를 말끔하게 제거하기 위해서는 부가적으로 치실과 치간칫솔을 사용해야 한다. 치간칫솔은 칫솔로 잘 닦이지 않는 큰 치아 사이의 공간이 있는 경우 또는 어금니에서 한 치아의 뿌리 사이가 노출된 경우에 사용한다.

평소 습관을 잘 들이는 것도 필요하다. 먼저 양치질을 세게 하는 습관을 고쳐야 한다. 세게 닦으면 더 깔끔하게 닦이고, 시원하게 닦이는 느낌이라 양치질을 할 때 칫솔질을 세게 하는 사람들이 많다. 하지만 이런 습관도 치아를 심하게 손상시킨다. 치아 밑부분의 잇몸이 둥글게 감싸고 있어야 정상인데 점점 V자 모양으로 패이면서 잇몸염증으로 잇몸이 붓고 내려앉아, 나중에는 치아의 신경까지 밖으로 노출된다.

초조한 상황이 생겼을 때나 혹은 잠잘 때 무의식적으로 이를 가는 습관도 고쳐야 한다. 무의식적으로 이를 가는 현상은 보통 음식물을 씹을 때보다 2~10배 이상의 강한 힘이 작용되기 때문이다. 치아의 표면이 심하게 마모되고 이도 흔들리게 되며 치과 치료를 받았던 부분이 떨어져 나갈 수 있으므로 주의해야 한다.

젊은 나이에도 올 수 있다

노안

몸이 1000냥이면 눈은 900냥이
라는 말도 있고, 눈은 마음의 창이라고도 불린다. 신체기관 중 가
장 존중받지만 노화 또한 가장 빨리 오는 기관이 눈이다.

보통 50대가 넘어서야 찾아오던 노안이 최근엔 40대에 찾아오
는 경우도 많다. 이제 중년안으로 바꿔 부르자는 의견이 나올 만큼
노안이 흔해졌다. 눈을 건강하게 만드는 법에 대해서 알아보자.

이제 노안은 노인의 문제로 국한되지는 않는다. 한 안과병원에
서 지난 5년 동안 노안 환자들을 조사한 결과를 보면 40대 노안 환
자가 2006년부터 빠르게 증가했다. 전체 노안 환자 중 40대 비율
은 2005년 25%였던 것이 2009년에는 40.9%로 2배 정도 늘어났
고, 2007년부터는 50대 34.4%, 40대 33.2%였는데 2008년엔 50

대보다 많아지면서 40대 이상 연령에서 가장 높은 비율을 차지하게 되었다. 이러한 현상은 2009년에도 이어져 50, 60대에 비해 압도적으로 많았다.

실제 의료를 담당하는 의사에게 가까운 곳이 보이지 않는다고 호소하는 일반적인 연령은 40대 초중반 이후가 가장 흔하지만 원시가 동반된 사람의 경우 그 정도에 따라 20~30대에도 노안과 유사한 증상을 호소하는 경우가 있다.

젊은 층에서 노안이 급증한 이유는 무엇일까?

바야흐로 IT시대의 도래로 컴퓨터나 휴대전화기와 같은 기기의 사용시간이 늘어나면서 일상생활에서 가까운 곳의 물체를 아주 작은 것까지 뚜렷이 보아야 할 필요성이 늘어나는 상황이 되었다. 실제 노안이 빨리 온다기보다는 가까운 곳의 미세한 물체를 자주, 오래 보아야 할 필요성이 늘어 좀 더 이른 시기에 노안을 느끼게 되는 것이다.

흡연이 백내장이나 노인성 황반변성을 유발한다는 논문은 다양하게 보고돼 있다. 뿐만 아니라 망막허혈, 허혈성 시신경 병증, 눈속 염증, 갑상선 안병증 또한 악화시킬 수 있다. 또한 간접흡연은 주변인 눈에 결막자극을 유발하게 되므로 금연을 해야한다. 반면

64

음주가 안질환과 직접적인 연관성이 있는지는 아직 논란이 있다. 하지만 과음은 여러 가지 문제를 일으키기 때문에 적절한 음주가 바람직하겠다.

그렇다면 노안에는 어떤 증상이 있을지, 노안 자가 진단법을 알아보자.

노안 자가 진단법

근거리 작업이 어려운 경우	☐
책이나 신문 읽는 거리가 조금씩 멀어진 경우	☐
어두운 곳에서 글씨를 읽는 게 힘들어진 경우	☐
조금만 책을 봐도 눈이 피로하고 머리가 아픈 경우	☐
책을 보다 갑자기 먼 곳을 보면 금세 초점이 안 맞는 경우	☐
먼 곳을 보다 갑자기 가까운 곳을 보면 금세 초점이 안 맞는 경우	☐

노안이 오면 가까운 근거리 작업이 어려워지게 된다. 또 가까운 물체일수록 더 많은 조절력을 필요로 하기 때문에 책이나 신문을 점점 멀리 떨어뜨려 보게 된다.

눈이 상당히 좋은 사람도 안과검사를 받아본 적이 없다면 100%

안심은 금물이다. 가벼운 원시가 있을 경우에는 20~30대까진 시력에 이상을 느끼지 못할 수 있고 특히 밝은 곳에선 노안이 왔어도 잘 보일 수 있다. 특히 원시가 동반되어 있는 경우엔 일시적으로 노안증상이 처음 나타나는 40대 초중반보다 이른 20~30대에 증상이 올 수도 있다.

어떤 사람은 50세가 넘었는데도 깨알 같은 글씨가 잘 보인다고 자랑스러워한다. 하지만 이는 근시이기 때문이지 눈이 건강해서 그런 것이 아니다. 가까이 있는 것이 잘 보이지만 먼 곳의 물체를 잘 못 보는 걸 근시라고 하는데, 실제로 근시로 안경을 착용했던 사람들은 노안증상을 비교적 늦게 느끼게 된다. 이는 가까운 곳을 잘 못 보는 노안 증상을 근시가 상쇄해 주기 때문이다.

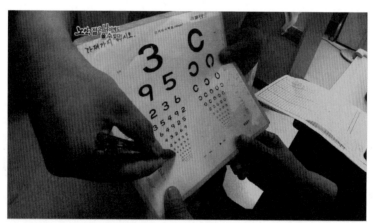

▌눈이 상당히 좋은 사람도 안과검사를 받아본 적이 없다면 100% 안심은 금물이다.

원시는 먼 곳은 잘 보지만 가까운 곳은 잘 못 보는 경우를 말한다. 많은 사람들이 노안과 원시를 헷갈려하는데, 그림을 보는 것처럼 원시나 노안 모두 물체의 상이 망막 뒤에 맺혀서 잘 안 보인다는 것은 같다. 그러나 원시는 멀리 있는 물체를 볼 때 망막 뒤에 상이 맺혀져서 흐리게 보이는 것이고, 노안은 멀리 있는 물체는 잘 보일 때에도 가까운 물체를 보는 데 필요한 조절력이 없어서 가까운 물체를 볼 때는 상이 망막 뒤에 맺혀져서 흐리게 보이는 현상이다.

노안은 의외로 방치하는 사람들이 꽤 많다. 노안을 방치한다고 해서 백내장, 녹내장, 황반변성과 같은 기질적인 질환이 증가하는 것은 아니지만 일단 생활이 불편하고 여러 가지 증상을 가져온다. 눈의 압박감, 두통, 시력장애, 겹쳐 보이는 복시 등 다양한 증세가 나타날 수 있다. 자신의 눈이 노안인지 모르고 지내는 경우도 많다. 적절한 치료로 증상 해소가 가능하다.

직접적인 연관은 밝혀져 있지 않지만 시기적으로 특히 갱년기우울증이 빈발하는 중년여성들의 경우 두 가지 질환이 겹쳐서 나타날 수 있다. 늙은 노(老)가 들어가는 노안이라는 용어를 받아들이는 것이 당황스럽기도 할 것이다. 40대를 노인이라고 부르는 데 동의하는 사람은 없으니까.

일단 노안이 자신에게만 오는 것이 아니라 누구나 겪는 현상이라는 것을 인정하는 것이 중요하다. 그리고 적절한 검사를 통해 안경, 콘택트렌즈, 굴절교정수술, 백내장수술 등 다양한 방법으로 자신에게 적합하게 교정을 할 수 있다.

노안을 늦추는 생활수칙

- 1시간 독서 후 5~10분간 멀리 보기
- 1년에 1번 이상 눈 건강검진 받기
- 자외선 차단을 위해 모자나 선글라스 착용
- 녹황색 채소 섭취
- 폭음, 흡연 삼가

■ 1시간 독서 후 5~10분 멀리 보기

일정한 시간 근거리 작업을 한 후엔 꼭 휴식을 취해야 한다. 꼭 한 시간이 아니더라도 눈이 어른거리거나 두통 등의 증상이 나타나면 일단 일정 시간의 휴식을 취하는 게 바람직하다. 개인에 따라 혹은 근거리 작업의 종류에 따라 증상은 다를 것이다. 더 미세한 것을 더 가까이에서 볼수록 더 빨리 증상이 생길 것이다. 급작하게 증상이 생긴다면 치료가 필요하다. 이 수칙은 중년여성에서 흔히 동반되는 안구건조증에도 공통적으로 적용된다.

▪ 1년에 1번 이상 눈 건강검진 받기

나이가 들면 암이나 성인병 등 각종 중대질환의 예방을 위해 종합검진을 받듯 눈도 최소 1년에 1번 이상은 종합검진을 받아야 한다. 노화에 따른 눈의 변화에 적극적으로 대처할 수 있음은 물론 녹내장, 황반변성 등 자칫 실명으로까지 이어질 수 있는 난치병을 예방할 수 있기 때문이다.

▪ 자외선 차단을 위해 모자나 선글라스 착용

자외선이 노안을 악화시킨다는 직접적인 증거는 없지만 노인성 안과질환의 대표격인 백내장, 황반변성이 자외선 때문에 생길 수 있다는 것은 잘 알려져 있다. 따라서 눈을 자외선으로부터 보호하는 습관은 매우 중요하다.

▪ 녹황색 채소 섭취

시금치나 브로콜리와 같은 녹황색 채소에는 루테인이 많이 들어 있다. 루테인은 망막의 황반부에 있는 성분으로서 자외선 때문에 눈 안에서 생기는 활성산소를 제거해 주기 때문에 눈의 노화를 예방하는 데 도움이 된다.

그렇다면 눈에 좋은 음식 블루베리는 어떤 작용을 할까?

눈은 산화스트레스로 인해 여러 가지 손상을 입는데, 이를 막아

주는 황산화 물질 중 안토시아닌이라는 것이 있다. 이 물질이 특히 블루베리에 많이 함유돼 있기 때문에 눈에 좋은 음식으로 블루베리가 손꼽힌다. 실험실에서 눈의 세포를 배양하면서 실험한 결과 안토시아닌이 항산화 효과가 있다는 보고가 다양하게 있다.

미국의 시과학회가 제시한 시력감퇴를 막아주는 음식으로 항산화 성분이 풍부한 베타카로틴, 비타민C, 비타민E, 루테인, 아연, 오메가3 등이 있다. 모든 종류의 딸기는 항산화성분이 풍부하다. 딸기, 복분자, 포도 등이 눈에 좋은 과일이다. 하지만 뭐니 뭐니 해도 기본적으로 가장 중요한 것은 균형 잡힌 식사이다.

■ 폭음, 흡연 삼가

흡연은 그야말로 백해무익. 흡연은 잘 알려진 백내장, 황반변성을 유발하는 위험인자이다. 녹내장에도 흡연은 안압상승과 혈액순환의 저해로 악영향을 준다. 적당한 음주는 큰 문제가 없겠지만 폭음은 시신경병증을 일으킬 수 있다.

위의 다섯가지 생활 수칙을 잘 실천해서 노안을 예방하는 것이 중요하다.

우선 한번 노안이 오면 다시 되돌리기는 힘들다. 백내장이 없고 단지 노안증상만 있을 때는 돋보기를 착용하는 것이 가장 간단하면서도 효과적인 방법이다. 노안을 수술하지 않고 교정하는 방법으로 돋보기 외에 다초점안경, 콘택트렌즈 착용 등이 있다.

보조기구들이 불편하거나 백내장이 동반된 경우에는 수술을 고려할 수 있다. 수술적인 방법에는 크게 노안 굴절교정수술이나 다초점 인공수정체를 이용한 백내장 수술이 있다. 특히 최근에는 다양한 종류의 노안 교정용 인공수정체가 개발되어 환자 맞춤형으로 백내장과 노안을 함께 교정할 수 있게 되었다.

이 두 시술을 받더라도 재발이 전혀 없다고는 볼 수 없다. 노안 라식의 경우 일부 환자에서 치료효과가 시간의 경과와 함께 일부 줄어드는 경우가 나타나지만 대부분의 경우 치료효과는 유지된다. 하지만 나이가 증가하면서 노안 증상 자체가 조금 더 악화돼 치료효과가 떨어지는 느낌을 받을 수도 있다. 이런 경우 필요에 따라서는 재수술이 필요할 수도 있다. 백내장의 경우도 후발백내장이 발생하는 경우가 일부 있으며, 이때 간단한 치료를 통해 원래의 시력을 회복할 수 있다.

07

중년 건강의 부끄러운 복병

요실금

나도 모르는 사이에 새어나오는 소변. 위생상의 문제도 있지만 당사자의 수치심 등 정신적 고통이 크고, 경우에 따라 사회생활마저 위태롭게 만드는 것이 바로 요실금이다. 출산과 폐경을 겪어야 하는 여성들에겐 특히 흔한 질환으로, 최근 미국의 한 연구팀이 〈비뇨기과학저널〉에 발표한 통계에 따르면 미국 내 남성 20명당 1명가량이, 고령인 남성의 경우엔 6명당 1명이 요실금을 겪고 있다고 한다. 중년의 건강을 위협하는 요실금에 대해 알아보자.

정상인은 방광에 오줌이 차면 근육이 고무줄처럼 탄력적으로 늘어나고 요도 괄약근이 반사적으로 수축하여 방광에서 오줌이 새어나가지 않도록 잘 조절해 준다. 그런데 요실금 환자들의 경우 방광

기능이 제어능력을 상실하여 의지와 상관없이 오줌이 새어나온다.

요실금은 얼마나 흔한 질환일까?

출산을 경험한 여성에게 흔하게 나타날 수 있는 질환인데, 환자들이 말하기를 꺼리기 때문에 겉으로 드러나진 않았지만 출산을 경험한 여성의 경우 40% 이상이 요실금을 앓고 있다고 보면 된다.

대한배뇨장애요실금학회의 최근 조사에 따르면 성인 여성 중 40% 이상에서 요실금이 나타난다고 한다. 그런데 대다수 사람들이 요실금은 여성에게만 발병하는 질환이라고 생각한다. 그러나 중년 남성들도 요실금으로 남모를 고통을 받고 있다. 실제 한 통계자료에 따르면 남성 전체의 약 10~15%가 요실금을 앓고 있고 연령대가 높아질수록 질환의 빈도가 매우 높아져 60대 이상 남성은 10명 가운데 3명이 요실금을 보이고 있다.

남성에게 걸리는 요실금은 근본 원인이 다르다. 원인은 전립선비대증이 원인일 경우가 많다. 전립선비대증은 비정상적으로 커진 전립선이 요도 입구를 막아 방광기능을 저하시켜 여러 가지 배뇨장애를 일으키는 질환이다. 이 때문에 적절한 치료 없이 방치하면 방광기능이 급격히 악화되면서 요실금을 일으키게 된다.

국민건강보험공단 통계에 따르면 요실금 증세로 건강보험 혜택을 받은 환자수가 지난 2001년부터 5년 사이에 평균 약 4만 명 정도로 나타났다. 그러다 2006년엔 2배 이상 급격히 증가, 이후 꾸준히 많은 환자들이 진료를 받고 있는 상황이다.

요실금의 발생 원인은 무엇일까?

요실금은 발생 원인에 따라 복압성, 절박성 그리고 두 증상을 다 보이는 복합성, 일류성 등으로 나뉜다. 여성들이 앓고 있는 요실금 대부분은 출산으로 인해 방광과 요도를 지지해 주는 골반근육이 약해지고, 골반이 이완되면서 요도가 아래로 처져 발생하는 복압성 요실금이 대부분이다. 절박성 요실금은 중년여성뿐 아니라 미혼여성이나 학생들에게도 나타날 수 있는 만성방광염으로 인해 발생하는 경우가 많다. 그리고 둘 다 나타나는 복합성이 있다. 이외에도 흔하지는 않지만 방광에서 소변이 넘쳐흐르는 일류성 요실금이 있는데 요도폐색, 당뇨 등으로 인해 주로 발생하고 있다.

심리적인 원인 때문에 요실금이 생길 수도 있다. 그것을 심인성 요실금이라한다. 방광은 '마음의 거울이다'라는 말이 있는데, 다시 말해 정서적으로 불안하거나 스트레스를 많이 받게 되면 방광이나 요도 기능에 영향을 주어 소변을 보게 되거나 조금만 마려워도 소변을 흘리게 된다. 흔히 긴장하거나 스트레스를 받으면 소화가 안 되거나 소변을 자주 보게 되는데 극장에 가서 영화를 보기 전에 화장실에 들리는 것처럼 모두 심리적인 원인이 작용을 한다.

복압성과 절박성 요실금의 증상은 다르다.

요실금 종류별 증상	
복압성 요실금	절박성 요실금
계단을 오르내릴 때 줄넘기 할 때 재채기 할 때 무거운 물건을 들 때	물소리를 들으면 갑자기 참지 못해 화장실 앞에서 실수 찬물이나 주스, 맥주 등을 마실 때

요실금은 창피해서 주변에 말도 못하고 혼자만 알고 있는 사람도 꽤 많다. 요실금 증상이 있는 대부분의 환자들이 수치심이나 정보의 부족 등으로 적절한 치료를 받지 못하고 있다. 우리나라에서도 경제여건이 개선되고 평균수명이 연장되어 요실금 치료의 중요성이 점점 더 부각되고 있다. 요실금 자체는 종양이나 기타 소모성 질환같이 생명을 위협하지 않기 때문에 요실금은 본인이 느끼는 불편감이 문제이지 어느 정도의 소변이 새면 문제가 되느냐는 의미가 없다. 결론적으로 자기 자신이 요실금 때문에 일상생활이 불편하거나, 소변이 새어 혹시 냄새가 나지 않을까 염려되거나, 이로 인해 대인관계에 지장을 받거나, 정서적으로 위축이 된다면 심각

하게 받아들여질 수 있다.

요실금을 방치하면 어떤 증상이 나타날까?

노화가 되면 근육이 이완되면서 출산을 하지 않아도 요실금이 올 수 있는데, 가능한 한 빨리 치료할수록 회복력도 좋다. 반대로 방치하면 아예 기저귀를 차고 다녀야 한다. 따라서 밖에 나가는 게 꺼려지고 이로 인해 정신질환으로 이어질 수도 있다.

요실금 자가 진단법

화장실 도착 전에 소변을 흘리는 경우가 있다	☐
기침, 재채기를 할 때 소변을 흘린다	☐
수면 중 소변을 흘린다	☐
소변을 보아도 시원하지 않다	☐
소변을 보려고 하면 즉시 나오지 않는다	☐
소변줄기가 약하고 찔끔찔끔 나온다	☐
하루 8회 이상 소변을 본다	☐
방광이 차면 아랫배가 아프다	☐

그럼 요실금의 검사는 어떻게 진행될까?

처음 병원에 가면 먼저 증상 등에 대한 이야기를 듣게 된다. 불편한 증상을 정확하게 의사에게 얘기해 주는 것이 무엇보다 중요하다. 소변을 볼 때 통증이 있거나 소변을 자주 보면 소변검사를 통해 방광염 같은 요로감염 여부를 먼저 확인해야 한다. 3일 정도 배뇨일기를 써야 하는 경우도 있다. 배뇨시간, 배뇨량, 요실금이 생기는 시간, 요실금을 유발하는 음식이나 운동 등을 기록하는 것이 배뇨일기다. 이외에는 방사선 검사, 방광경 검사 등이 있다.

50대 이상에서 오는 노인성 요실금은 조금 다르다. 요실금은 연령에 비례하여 빈도가 점차 높아져 국내 조사에 따르면 50대 이상 65%가 요실금이라고 보고되고 있다. 노화가 되면 하부요로에 나

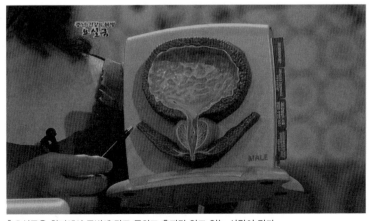

▌요실금은 창피해서 주변에 말도 못하고 혼자만 알고 있는 사람이 많다.

타나는 기능의 변화로 방광 수축력 저하, 방광 용적과 방광 유순도 저하, 요도 길이, 요도 폐쇄압 저하 등이 있다. 이런 변화는 다른 장기의 기능저하와 함께 나타난다. 노인들에게는 급성 요실금이 올 수 있는데 3분의 1 정도는 일과성으로 나타난다. 원인은 요로감염, 위축성 요도염, 질염, 심리적 원인, 요량의 증가, 활동성 저하, 심한 변비 때문에 나타난다. 이런 경우 원인을 제거하면 바로 정상적인 배뇨가 가능하다.

요실금의 치료법 중 비수술법인 보존적 치료는 많이 알려져 있는 골반근육운동, 행동치료, 바이오피드백, 전기자극이나 자기장치료, 약물치료 등이 있다. 골반근육운동은 케겔 운동으로 많이 알려져 있다. 골반근육이 정상이면 방광에 소변이 차는 동안 수축하고 괄약근도 조여져 소변이 새어나오지 못하게 한다. 그런데 골반근육은 분만이나 노화 등에 의해 약해져 느슨해진다. 이로 인해 방광, 요도, 자궁, 질, 직장 등을 받치는 기능이 불안정해진다. 이런 상태에서 기침을 하거나 뛸 때 소변이 샐 수 있다. 따라서 골반근육을 강화하는 운동을 하면 아래로 처졌던 방광과 요도가 제자리를 찾고 요실금을 개선한다.

요실금 치료법으로 바이오피드백과 자기장치료도 각광받고 있다. 요실금 환자들은 골반근육이 약해져 있어서 케겔 운동을 혼자 하기 쉽지 않다. 바이오피드백은 골반근육만 집중해서 운동하고 있는지 눈으로 확인할 수 있다. 전기자극 치료나 자기장치료도 전류가 골반근육의 신경절을 자극해 약화된 신경을 회복시키고 골반근육을 강화해 준다.

소변을 보다가 중간에 멈추는 게 가능토록 해주는 근육이 바로 골반 근육이다. 그리고 방귀를 참으려고 할 때 항문을 위쪽으로 당겨올리는 느낌으로 조이게 되는데, 이 또한 골반근육이 수축하는 것과 같다. 이와 같은 방법을 매일매일 규칙적으로 실천하면 요실금 치료에 도움이 된다.

골반근육 운동 시 주의할 점은 양쪽 다리를 벌린 채 운동해야 엉덩이나 다리 근육에 힘이 들어가지 않는다는 점이다. 운동을 할 때 엉덩이나 아랫배에 손을 대고 힘이 들어가 있지 않은지 확인하면서 해야 효과적이다.

보존적 치료 중에 행동치료도 있다. 이것은 생활습관을 바꿔주면서 치료하는 것이다. 되도록 소변이 덜 새도록 생활습관을 교정하는 것이다. 대개 복압성 요실금보다 절박성 요실금 조절에 이용된다. 복압성 요실금도 50% 이상의 개선효과가 있는 것으로 알려져 있는데, 배뇨간격이 1시간이라면 첫 주는 1시간 30분, 그 다음 주엔 2시간으로 늘리고, 최대 4시간까지 배뇨간격을 연장해 본다. 훈련 중엔 소변이 마렵더라도 참아야 한다. 이런 행동치료는 본인의 의지가 중요하다. 일반적으로 행동치료만으론 좋은 효과를 보기 힘들어 골반근육운동을 함께 하도록 권하고 있다.

그렇다면 수술은 어떤 상태일 때 하게 될까?

수술은 요실금의 원인과 정도에 따라 선택방법이 달라진다. 특히 복압성 요실금은 어떤 상태일 때 수술해야 하는지 절대적인 기준이 없다. 증상이 상대적으로 심하지 않고 다른 치료를 한번도 해보지 않은 사람은 보존적 치료로 좋은 효과를 얻을 수 있다. 이런 보존적 방법이 실패했을 때 수술을 검토하게 된다.

수술 후 6~8주 정도 가벼운 통증을 느낄 수 있다. 일시적으로 빈뇨나 절박뇨, 절박성 요실금 증상을 느끼기도 한다. 수술 후 충분한 수분섭취가 필요하고 변비가 없도록 섬유질 많고 부드러운 음식섭취를 해야 한다. 최소 4주간은 과격한 운동, 달리기, 등산과 성생활은 피하며 약 2개월 간은 무거운 것은 들지 않도록 주의해야 한다. 평소에 배에 힘을 많이 주고, 만성변비, 만성기침, 무거운 것 들기가 반복되면 골반근육은 다시 약해질 것이다. 또 나이가 들면서 자연적으로 생기는 신체적 변화도 재발에 기여한다.

그렇다면 평소에 요실금을 예방할 수 있는 방법은 무엇일까?

요실금 예방을 위한 7가지 수칙

- 골반근육운동
- 올바른 배뇨습관
- 음식 조절
- 비만 관리
- 규칙적인 운동
- 적당한 수분 섭취
- 변비 예방

골반근육운동은 출산 후 가능한 빨리 시작해 꾸준히 하는 것이 좋다. 시간표에 따라 배뇨를 하면 요실금을 줄일 수 있다. 가령 4시간 이상 소변을 참을 때 요실금이 생긴다면 3시간 이상 소변을 참지 말고 소변을 본 뒤 곧바로 또 소변을 봐서 잔뇨를 배출한다. 반면 2시간 이내로 자주 보면 방광 보호작용을 방해할 수 있고 만족감이 떨어질 수 있다. 이뇨작용이 심한 음료나 음식을 먹으면 자연히 방광에 소변이 차는 시간이 짧아지므로 방광을 자극하는 음식인 알코올, 커피, 탄산음료, 매운 음식, 초콜릿 등의 섭취는 가능한 자제하는 게 좋다.

비만은 복압성 요실금과 직접적 관련이 있다. 살이 찌면 요실금이 더 뚜렷해진다. 그러므로 체중조절은 꼭 필요하다. 규칙적인 운동은 장운동을 좋게 하고 골반근육 긴장에 도움이 된다. 하루 1~1.5리터의 물을 마시면 소변이 맑아지고 변비를 예방해준다. 하지만 취침 전 마시는 건 바람직하지 않다. 변비가 심하면 복압이 올라가므로 이를 예방하는 것이 요실금 예방의 한 방법이다.

올바른 식습관과 배뇨습관, 비만관리와 운동으로 요실금의 복병을 피할 수 있길 바란다.

08

뼈 아픈 후회

골다공증

뼈에 구멍이 뚫린 것처럼 약해지는 노인성 질환! 바로, 골다공증이다. 최근 4년간 골다공증 환자가 13%씩 꾸준히 증가하고 있다. 보통 나이든 여성들이 주로 걸린다고 생각하지만 남성 환자 또한 2배 이상 급격하게 증가하고 있고 다양한 연령층에서 어렵지 않게 발견되고 있다. 처음에는 별 증상 없이 장기간 지속되다가 골절이 생겨야만 진단이 되기 때문에 더욱 심각하게 병을 키우는 경우가 많다. 골반골절은 1년 내 사망률이 20%가 넘을 정도로 위험하기 때문에 결코 만만히 볼 수 없는 질환이 골다공증이다.

미국의 경우, 많은 사람들의 사망원인의 하나인 심장질환보다 골다공증으로 인한 사망률이 높으며 국내의 경우, 2005년 골다공증으로 진료를 받은 환자가 45만 명이었는데 2009년엔 74만 명으로 늘었다. 2009년을 기준으로 했을 때 여성이 68만여 명으로 남성 5만여 명에 비해 13배 이상이 많다. 그런데 남성과 여성의 진료 환자 추이를 보면 여성은 1.3배 증가했지만 남성 환자는 2배 이상 증가하였다. 특히 남성 중에서도 60대 이상 환자가 70% 넘게 차지하고 있다.

골다공증이란 뼈의 강도가 약해져서 쉽게 골절에 이르는 질병이다. 뼈의 강도는 뼈의 양적이 측면과 질적인 측면에 의해 결정된다. 뼈의 양이 뼈의 강도를 결정하는 데 약 70~80%를 차지한다. 그렇다면 뼈에 구멍이 숭숭 뚫린 것처럼 뼈의 양이 줄고, 질적으로 나빠지는 이유는 뭘까? 우리 몸의 뼈는 일정 시간 지속적으로 양적인 증가가 이루어지는데 보통 20대에서 30대 초반까지는 지속적으로 뼈가 가장 튼튼한 시기이다. 이를 최대 골량이라고 표현하며, 최대 골량을 결정하는 요인은 영양 및 환경적인 요인도 있겠지만 유전적인 성향, 즉 타고난 체질이 주로 결정한다. 최대 골량이 형성되고 나면 뼈는 지속적으로 새로운 뼈로 교체되는데 그 이유는 노화된 뼈를 새롭고 건강한 뼈로 교체하기 위해서이다. 이 과정에서 뼈가 부서지는 양이 많고 만들어지는 양이 적을 경우에 점점 뼈의 양은 줄어들게 된다. 이처럼 뼈의 양이 줄어드는 이유 중 하

84

나가 노화이고 두 번째 중요한 이유는 성 호르몬의 감소이다. 여성은 누구나 폐경 과정을 거치기 때문에 노화와 폐경이 골다공증을 일으키는 주 요인이 되고 남성에서도 노화와 일부에서 성호르몬의 감소로 인해 문제가 발생하게 된다.

골다공증은 골절이 발생되기 전까지는 침묵의 살인자라고 할 정도로 자각증상이 없지만 서서히 진행되는 골다공증으로 인한 압박 골절이 발생되는 경우에는 허리통증과 같은 증상을 동반하기도 한다. 따라서 점진적인 척추의 높이가 낮아짐으로써 자세가 구부정하고 키가 줄고, 아주 미약한 외상으로도 뼈의 손상을 초래하는 증상이 동반될 수 있다.

뼈는 겉을 싸고 있는 단단한 피질골과 내부를 이루는 해면골로 구성되며 대부분 골다공증인 경우에 이러한 해면골의 변화가 저명하게 나타나는데 뼈 내의 해면골은 상하전후 좌우로 작은 골기둥, 즉 골소주에 의하여 생역학적으로 안정되게 연결되어 있다. 골다공증에 걸리면 이러한 뼈의 기둥이 얇아지고, 서로 연결되는 것이 단절되어 마치 바람든 무처럼 구멍이 숭숭 나게 된다. 그렇다면 골절이 생기기 전 골다공증을 알 수 있는 방법은 없을까? 골다공증 자가진단법을 알아보자.

골다공증 자가진단법

부모 중 골다공증 진단을 받거나 뼈가 부러진 사람이 있다	☐
가벼운 충격으로 뼈가 부러진 적이 있다	☐
스테로이드를 3개월 이상 사용한 적이 있다	☐
젊었을 때 가장 컸던 키에 비해 현재 3cm 이상 줄었다	☐
술을 규칙적으로 마시는 편이다	☐
하루에 20개비 이상의 담배를 피운다	☐
만성 장질환 등으로 자주 설사를 한다	☐
45세 이전에 폐경이 되었다	☐
젊은 시절 임신이 아닌데도 12개월 이상 생리를 안 한 적이 있다	☐

여성들은 폐경과 생리불순으로 골다공증이 나타나는데, 남성의 경우는 어떻게 진단을 할까? "남성 호르몬 부족으로 인해 성욕감퇴나 발기부전 등을 앓으신 적이 있습니까"라는 문항을 추가하면 된다. 남성 호르몬 중에는 테스토스테론이란 호르몬이 있는데, 테스토스테론이 부족할 경우 성욕감소, 근육량 및 근력 감소, 이에 따른 골다공증 및 우울증 등을 동반한 남성 갱년기가 유발될 수 있다.

그러고 보면, 여성과 남성 모두 호르몬과 골다공증의 연관성이 꽤 크다. 여성 호르몬과 남성 호르몬은 모두 뼈의 건강과 밀접한 관계가 있다. 사춘기가 되면서 키가 크고 뼈가 굵어지는 데는 성장 호르몬의 작용이 필요하지만 이런 현상이 사춘기 이후 급격히 진행되는 것을 보면 성호르몬이 뼈 건강에 영향을 미친다는 사실을 알게 한다. 대체로 여성 호르몬은 뼈의 양을 채우는 데 기여하고 남성 호르몬은 뼈의 크기가 커지는 데 기여한다. 그래서 남성의 뼈가 여성보다 더 굵다. 폐경이 되어 여성 호르몬이 급격히 저하되면 뼈의 파괴를 담당하는 세포의 활성이 높아져서 뼈가 많이 부서지게 되고 이를 충분히 복구하지 못하는 현상이 발생되기 때문에 뼈의 양이 줄어들게 된다. 남성 호르몬의 감소도 비슷하게 뼈의 감소는 증가시키고 뼈의 생성은 더욱 저하되는 현상이 발생한다. 여성은 모두 일정한 시기, 즉 평균 50세 정도에 모두 폐경을 경험하지만 남성은 개인적인 차이가 심하고 모두에게 남성 갱년기가 오는 것은 아니다.

　　골다공증의 검사에는 먼저 골밀도 검사가 있다. 골밀도란 뼈 속에 칼슘과 단백질이 얼마나 촘촘하게 있는지 나타내는지를 수치로 나타낸 것이다. 흔히 골밀도를 측정하는 방법으로 이중 에너지 방사선 골밀도 측정법(DEXA)을 사용하는데, 이는 방사선을 이용하여 뼈의 밀도를 산출하는 방식으로 주로 엉덩이의 고관절과 척추에서 방사선 투과율에 따라 측정하게 된다.

그렇다면 뼈의 양이나 질이 떨어지기 시작하는 건 대략 언제부터일까?

최대 골밀도에 이른 후에는 서서히 감소의 길로 접어든다. 30대를 지나 서서히 감소된다. 50대까지는 큰 변화가 없어 매년 0.3~0.5%씩 골손실이 일어나 골량이 감소하고 폐경이 되는 50대 이후에는 매년 1~2% 빠져나간다. 이런 현상은 약 5~10년 지속되다가 다시 이전의 감소속도로 줄어들게 된다. 따라서 나이가 들수록 뼈의 양은 줄어들 수밖에 없다.

구체적인 치료방법과 예방법에는 무엇이 있을까?

골다공증이 있는 사람은 물론이고 50세 이상의 남성이나 폐경 여성은 골다공증 유무에 관계없이 모두 일반적인 건강수칙을 지키는 것이 좋다. 건강한 생활습관의 유지(금연, 과도한 음주를 피하기), 균형 잡힌 식사, 적절한 칼슘과 비타민D 섭취, 균형감각을 증가시키고 근력을 증가시키는 규칙적인 운동을 하는 것이 중요하다. 칼슘은 외국의 경우 하루 1200mg(물론 식사 포함해서), 비타민D는 800~1000 단위 정도를 섭취하라고 권고하고 있다. 골다공증이 있는 경우에는 약물치료가 필요한데 약물에는 뼈가 부서지는 것을 방지하는 약물과 새롭게 뼈를 생성시키는 약물 등이 있다. 약물은 환자의 상태에 따라 의사의 처방을 받으면 된다.

특히 최근 비타민D의 중요성이 강조되고 있다. 비타민D는 뼈의 건강에 매우 중요한 역할을 하고 장에서 칼슘의 흡수를 도와준다. 또한 비타민D가 부족할 경우에는 우리 몸에서 부갑상선 호르몬이 증가되는데 이 호르몬은 뼈의 교체를 증가시키기 때문에 비타민D의 역할이 매우 강조되고 있다.

성 호르몬은 뼈 건강에 매우 중요한 호르몬이므로 골다공증 치료에 당연히 필요한 것처럼 보인다. 과거에 가장 중요한 치료로 사용되었고 지금도 호르몬 제제가 여성에게 많이 사용되고 있으나 여성 호르몬의 장기간 사용에 따른 문제점이 대두되고 있어 가능한 다른 골다공증 치료제가 우선 선택되고 있고, 여성 호르몬은 갱년기 증상이 있는 골다공증에서 선택되고 있다.

그럼 우리가 알고 있는 골다공증에 대한 상식에 대해서 더 깊이 알아보자.

골다공증에 관한 궁금증

Q 곰탕이나 사골국은 골다공증에 좋다?

Q 골다공증엔 수영처럼 부드러운 운동이 좋다?

Q 짜게 먹는 것과 골다공증은 상관이 없다?

Q 출산 후 골밀도가 급격히 감소한다?

Q 곰탕이나 사골국은 골다공증에 좋다?

A 칼슘 성분이 많기 때문에 언뜻 생각하면 그럴듯하지만 그 속에 들어 있는 인 성분이 칼슘 섭취를 방해한다. 단백질 섭취는 칼슘 배설을 조장하여 과거에는 제한하였지만 최근에는 적절한 칼슘 섭취와 과일, 채식과 함께 섭취할 때 좋은 효과가 있다. 한마디로 균형잡힌 식사가 좋다. 식사는 골다공증은 물론 모든 생활습관 병과 관련 있으므로 이를 고려한 식습관의 유지가 중요하다.

Q 골다공증엔 수영처럼 부드러운 운동이 좋다?

A 물론 운동을 안 하는 것보다는 좋겠지만 운동 중 가능한 중력을 이기는, 즉 근육을 많이 쓰고 뼈에 물리적 자극이나 충격을 많이 주는 운동이 골다공증에 좋다. 수영보다는 특히 비타민D 합성을 증진하기 위해 햇볕 아래에서 걷고 근력을 강화시키는 운동을 권한다.

Q 짜게 먹는 것과 골다공증은 상관이 없다?

A 소금을 많이 먹으면 소변으로 칼슘이 많이 빠져나간다. 이때 몸은 부족한 칼슘을 보충하기 위해 뼈에 있는 칼슘을 계속 밖으로 빼내고 이 과정에서 골다공증을 유발할 수 있다. 따라서 음식을 짜게 먹는 습관은 골다공증을 유발하거나 악화시킬 수 있다.

Q 출산 후 골밀도가 급격히 감소한다?

A 일반적으로 임신과 수유기간 동안에 산모는 태아로 칼슘과 같은 무기질을 전달해야 하며 동시에 산모의 뼈를 보호해야 하는 이중적인 부담에 직면하기 때문에 충분한 양의 칼슘이 보충되지 않으면 골다공증의 위험으로부터 자유로울 수는 없다. 또한 임신과 연관되어 드문 형태의 골다공증도 발생될 수 있다. 하나는 척추 골다공증으로 출산 후 3개월 이내 발생되고 같은 연령대 여성에 비해 골밀도가 50~75% 수준으로 떨어지고 심한 경우 골절에 이른다. 대개 저절로 좋아지는 경향을 보이지만 이런 경우에 수유는 골다공증의 진행에 기여하므로 수유를 중단하는 것이 좋다. 또 다른 형태는 일과성 대퇴골 골다공증으로 임신 말기에 주로 나타나서 출산 후 2~9개월 내에 개선된다.

골다공증이 있으면 골성관절염이 빨리 온다고 생각하는 사람들도 있다. 하지만, 골다공증과 골성관절염은 엄연히 다르다. 골성관절염은 관절연골의 변성과 함께 관절연골이 파괴되어 해당 관절이 붓거나 동통이 유발되는 경우를 말한다. 주로 체중이 많이 나가거나 관절의 노화 및 관절 부위의 외상, 관절의 과다 사용 또는 과체중으로 관절과 연골에 과도한 부담이 있을 때 잘 생긴다. 따라서 골다공증이 있으면 골성관절염이 빨리 온다는 것은 연관관계가 없다.

그렇다면 골다공증 예방에 도움되는 생활수칙은 무엇일까?

우선 금연을 하고 과도한 음주를 피한다. 체중이 실리는 적당한 운동도 필요하다. 골다공증을 위한 운동은 무엇보다도 연세 드신 어르신들이 하게 되기 때문에 안전해야 되고, 집 안에서 쉽게 할 수 있어야 되며 이에 따른 효과가 있어야 된다. 뼈에 자극을 주는 부하운동과 근력을 강화시키면서 또한 낙상을 예방하는 균형잡기 운동이 있다.

체중을 부하하는 운동은 1주일에 3~4회를 30분씩 하는 것이 바람직하고 이외에 일상적인 신체의 균형을 위하여 하루에 20~30분 정도의 땀이 배어나올 정도의 걷기 및 가볍게 뛰는 운동이 좋다.

최근에는 칼슘 보충제가 많이 보급되어 있다. 칼슘 보충은 적은 양을 나누어 섭취하는 것이 효율적이다. 많은 양을 섭취할 경우에 흡수율은 감소되기 때문이다. 철분제제와 같이 복용하는 것은 부적절하고 칼슘의 종류에 따라 어떤 것은 식사 직후에 복용하는 것이 좋고 어떤 것은 관계가 없으므로 잘 확인해야 한다. 칼슘은 일정량이 필요하지만 과도한 섭취는 불필요하고 신 결석과 같은 병력이 있는 경우에는 더욱 주의가 필요하다.

손발이 꽁꽁 마음도 꽁꽁

수족냉증

특히 40대 중반 이후의 여성들 중 차디찬 손발 때문에 고생하는 이들이 많다. '단지 생활하는 데 조금 불편할 뿐이야'라고 방치했다가는 중풍까지 유발하고, 각종 자궁질환에 노출될 우려가 높다는 수족냉증. 혈관이 수축되기 쉬운 겨울에 더 많은 수족냉증에 대해서 알아보자.

우리 몸은 전신체열촬영을 통해 결과를 보면 일반적으로 상반신의 온도는 높고 하반신은 낮게 나타난다. 특히 손이나 발, 하복부 쪽이 주변보다 체온이 낮은 경향을 보이는 사람들이 있는데 한의학에서 그 원인을 냉기로 해석하고 있다. 냉기가 오랫동안 계속될 경우 냉증이 나타난다. 냉증이란 냉감을 느끼지 않을만한 온도에서 신체의 특정 부위가 차고 시려서 일상생활을 유지하기 곤란한 상태를 말한다.

자신은 손발이 차다고 느끼지만 피부온도를 측정해 보면 온도가 낮지 않은데 차가움을 호소하는 경우도 있다. 대뇌에서 특정부위가 차다고 인식함에 따라 그 부위에 냉증을 호소하는 것이다. 이런 사람들은 얼굴이나 가슴은 상기되어 뜨겁기까지 한다. 환자 자신은 무척 괴로운데 주변 사람들은 이상한 사람 취급을 하고 알아주지 않는다. 이것 때문에 우울증이 생기기도 한다.

그런데 수족냉증은 추운 겨울에만 나타나는 증상일까?

기온이 15도 이하로 내려가면 주변 기온이 차가워지기 때문에 다른 계절에 비해 가을, 겨울에 수족냉증을 많이 호소한다. 그러나 간혹 일 년 내내 냉증을 호소하는 사람도 있다. 한여름 무더위 속에서도 양말을 벗지 못할 정도로 냉증을 자각하는 경우도 있고 최근에는 냉방장치의 보급에 따라 한여름에도 냉증을 호소하는 사람들이 증가하고 있는 추세다.

수족냉증은 남성보다는 여성에게 2배 정도 많이 나타난다. 특히 출산을 끝낸 여성이나 40대 이상의 중년여성에서 더 많이 나타난다. 수족냉증이 중년여성에게 많이 발병되는 이유로는 초경을 시작으로 임신과 출산, 폐경을 경험하는 여성이 남성에 비해 호르몬의 변화가 크기 때문이다. 또한 정서적으로 긴장을 많이 하고 남성보다 예민한 여성의 특성 또한 이유 중 하나다. 체형적으로는 뚱뚱한 사람보다 마른 사람에게서 더 자주 나타난다. 몸이 마른 사람일수록 열의 유통을 막는 절연체 역할을 하는 피하지방이 적어 겨울에 추위를 많이 타고 더 시린 경향이 있기 때문이다.

냉증은 종종 생명에 지장을 주지 않는 대수롭지 않은 증상으로 치부된다. 수족냉증을 호소하는 대부분의 사람들이 시간이 지나면 나아지리라 믿고 그냥 참는 경우가 많은데 원인질환에 따라 치료하지 않으면 증상이 더욱 심해질 수 있다. 수족냉증 자체가 병명은 아니지만 그것 자체가 수많은 질환을 야기할 수 있는 중요한 증상이다.

수족냉증을 방치하면, 자궁과 난소에 질환을 유발하여 생리불순, 생리통, 각종 염증 등을 유발하기 쉽다. 심할 경우 불임이 되거나 임신이 되더라도 조산하는 경우가 많다. 또한 화병을 호소하는 환자들을 보면 손발은 차고 얼굴과 상체 쪽으로 열감을 느끼는 경우가 많은데 이는 실제로 열이 많은 것이 아니라 몸이 허해져서 열을 잡아주지 못하기 때문이다. 따라서 수족냉증을 치료하지 않으면 이러한 온도편차가 심해져 화병을 더욱 악화시킬 수 있다. 노인의 경우, 손발과 무릎관절의 냉증이 류마티스 관절염이나 골다공증으로 발전하기 쉬워 결과적으로 노화를 부추기는 결과를 낳는다.

예부터 어르신들이 "여자는 몸을 차게 해선 안 된다, 몸이 차면 아기를 가질 수 없다"라고 했는데, 몸이 찬 것이 불임의 원인이 되기도 한다. 몸이 차면 하복부의 혈액순환이 저하되어 냉증이 생기고 자궁이나 난소 등의 순환에도 장애를 일으킨다. 또 냉증은 여성호르몬에 영향을 미쳐 생리불순, 생리통, 각종 염증 등을 유발하기 쉽다. 임신이 잘 안 되거나 임신 중에 중독증을 일으키기 쉽고 조산하기 쉽다

냉증이 있으면 우선 머리가 시리면서 아프고, 어깨가 뻐근하고 허리가 아파온다. 신경통, 류머티즘, 고혈압 등이 더 악화되기도 한다. 식은땀, 저림 증상, 불면증이나 불안, 초조 등의 신경 증세가 나타날 수 있고 몸의 하반신이나 좌우측 어느 한편은 몹시 시리고 다른 쪽은 열감을 느끼기도 한다. 이러한 증상은 환자의 삶의 질을 떨어뜨릴 뿐더러 심할 경우 대인기피증을 앓기도 한다

냉증은 주로 손발에 많이 나타나지만 전신 어디에나 나타날 수 있다. 냉증을 많이 느끼는 부위는 발, 손, 아랫배, 무릎, 허리 등의 순이다.

나도 수족냉증이 아닐까? 의심되는 사람들을 위한 증상 테스트를 해보자.

수족냉증에는 이런 증상이 나타난다.

수족냉증의 증상

손발이 차고 발끝이 시리다	☐
무릎이나 허리가 시리다	☐
배가 차다	☐
몸에서 찬바람이 나온다	☐
팔다리가 차고 땀이 난다	☐
전신이 쑤신다	☐
얼굴이나 가슴은 상기가 된다	☐

냉증은 다양한 인체 부위에서 발생하며, 냉증 자체가 다분히 환자 자신만이 느낄 수 있는 주관적인 증상이므로 호소하는 양상도 다양하지만 대체로 위와 같은 증상이 흔하다. 대체적으로 호소하는 증상은 손발이 차고 발끝이 시리다, 배가 차다, 몸에서 찬바람이 나온다 등이다.

냉증은 자율신경 실조로 인한 증상이므로 이 밖에도 다양한 증상을 동반하는 경우가 많다. 냉증과 함께 동반되는 증상으로는 어깨가 뻐근하거나 두통, 요통, 복통, 불면, 빈뇨, 설사 또는 변비 등이 있다. 또한 대하량이 증가한다든지 불임이 올 수도 있고 구역감을 느끼거나 침이 자꾸 고이거나 숨이 차고 얼굴에 열감을 느낄 수도 있다.

수족냉증이 여성들의 전유물만은 아니다. 생각보다 남자들에게 서도 많이 나타난다. 냉증으로 고생하는 사람은 허리 아래가 차고 소변을 지리기도 한다. 정력이 약해져 유정이나 조루현상이 나타나고 하초가 축축해진다. 맥주나 찬 음식을 먹으면 변이 묽어지고 설사를 하며 좋은 음식을 먹어도 수척해지고 힘을 못 쓴다. 과음, 과색, 흡연, 과로 등에 의해서 추위를 타는 사람들도 많다.

일반적으로 수족냉증이 많지만, 복부냉증, 무릎냉증 등 다양한 증상이 몸의 냉증으로 나타난다. 수족냉증이 오는 까닭은 동맥경화나 자율신경실조 등으로 혈관이 연축되어 혈액공급이 충분히 되지 못하거나, 영양이 불충분하기 때문이다. 한의학에서는 비주사말(脾主四末)이라 하여 소화기관인 비장이 사지말단을 주관하고 있으므로 소화기가 안 좋으면 손발의 순환장애를 일으켜 손발이 싸늘해진다고 본다. 급체한 사람이나 차멀미하는 사람이 토하려고 할 때 손발이 싸늘해지는 것도 같은 이유다. 복부냉증을 호소하는 여성들은 아랫배가 차고 허리가 아프며 대하가 흐르고 생리가 고르지 못하고 생리통이 있다. 자궁기능이 차고 소화기가 약하며 추위를 타는 사람들은 임신이 여의치 못하고 임신이 되더라도 태아를 양육하지 못하여 유산될 가능성이 높다. 슬냉증, 즉 무릎냉증을 호소하는 사람은 무릎만 차고 시리며 아프고 저린 증상을 호소한다. 무릎에 냉기를 느끼며 움직일 때 이상한 소리가 나기도 한다. 슬냉증이 오래되면 관절염이 오기 쉬우므로 조기에 적절한 치료를 해야 한다. 하복부가 냉해지면 방광이 자극되어 소변의 횟수가 많아지고 방광염이나 요도염이 걸리기 쉽다. 장 연동운동에 장애가 생기고 나중에는 위장까지 나빠진다. 무릎냉증은 뜨거운 물수건으로 찜질을 하거나 온천이나 사우나를 해도 좋아지지 않는다. 신장의 기능이 허약하거나 찬 곳에서 생활하면 발생한다.

수족냉증! 이것이 궁금하다

Q 몸이 차면 병에 잘 걸린다?
Q 몸에 열이 많으면 수족냉증에 잘 걸리지 않는다?
Q 땀이 날 정도로 껴입으면 도움이 된다?
Q 찬 음식을 많이 먹으면 수족냉증이 온다?
Q 따뜻하게 하는 치료법만 쓰면 된다?

Q 몸이 차면 병에 잘 걸린다?

A 한의학에서 예부터 냉기나 한기는 사기라고 하여 병을 일으키는 중요한 요인으로 여겨왔다. 냉기는 만병의 근원으로 몸이 차가워지면 쉽게 병에 걸릴 수 있다. 따라서 몸을 따뜻하게 유지하는

것이 질병을 예방하고 건강한 삶을 사는 기본 원칙이다.

Q **몸에 열이 많으면 수족냉증에 잘 걸리지 않는다?**

A 아니다. 몸에 순환이 되지 않아 상부는 열, 하부는 찬 상태도 있다. 그렇다면 몸에 열을 내는 인삼이나 홍삼은 어떤 효과를 줄까? 홍삼이나 인삼은 열이 많은 대표적 약재다. 냉증에는 몸이 차기 때문에 열을 내게 하는 약재를 써야 한다고 생각하는 경우가 많지만 차가움을 느낀다고 해서 무조건 몸을 덥히는 약을 사용하는 것은 아니다. 몸에 열이 많아도 순환이 제대로 되지 않아 말초에 냉감을 호소하는 사람이나 위로는 열이 뜨고 아래로는 냉감을 호소하는 사람의 경우 홍삼이나 인삼이 오히려 열을 부추겨 상대적으로 냉증을 더욱 악화시킬 수 있다. 따라서 몸에 좋다는 약재를 무조건 섭취할 것이 아니라 전문가의 진단 하에 적절한 약재를 복용해야 좋다.

Q **땀이 날 정도로 껴입으면 도움이 된다?**

A 몸이 차다고 무조건 옷을 껴입고 땀을 내는 방법은 오히려 냉증을 악화시킬 수 있다. 옷을 몇 겹씩 겹쳐입거나 전기장판 등을 지나치게 사용하면 땀 배출을 유발하고 땀이 증발하면서 다시 추위를 느끼는 악순환이 되풀이되는 만큼 적절한 온도를 유지하는

것이 좋다. 또한 불규칙한 생활이나 스트레스는 자율신경장애를 일으키므로 일정한 생활리듬을 탈 수 있도록 하는 것이 좋다.

Q 찬 음식을 많이 먹으면 수족냉증이 온다?

A 냉증은 단지 찬 음식을 많이 먹는다고 생기진 않는다. 하지만 장기간 찬 음식을 복용하면 몸의 에너지를 소화하는 데에 모두 소모되어 냉증이 생길 수 있다. 그렇다고 무조건 따뜻한 음식만 먹는 것으로는 치료가 안 된다. 따뜻한 음식은 찬 음식보다는 낫지만 큰 도움은 되지 않는다.

Q 따뜻하게 하는 치료법만 쓰면 된다?

A 차가움을 느낀다고 해서 몸을 덥히는 약을 사용하는 것은 아니다. 혈이 부족한 경우에는 혈을 돕는 약에, 비위의 기능에 문제가 있는 사람들은 소화기를 돕는 처방에 냉증을 치료하는 약물을 가미한다. 심리적인 스트레스가 가중되어 발생했을 때는 뭉친 기운을 풀어주는 약물을 사용하게 된다.

원인에 따라 치료법도 달라진다. 냉증의 한방치료에는 침, 뜸, 한약, 부항 등과 광선, 마사지 등이 사용된다. 침치료는 인체 기혈의 순환을 도와주는 경혈점을 사용하고 뜸은 온기를 보충해 주는 효과가 있다. 한약치료는 냉증이 실해서 오는 것인지 허한 상태에서 오는 것인지를 구별하여 적절한 처방을 한다. 냉증에 대한 한방 치료는 환자의 증상을 한의학적 이론에 따라 분류하고 기타 진단법들의 결과를 참고하여 실시하게 되므로 환자마다 약간씩의 차이가 있다.

냉증은 가정에서 조금만 신경 써도 어느 정도 치료와 예방이 가능하다. 냉증은 몸을 따뜻하게 하기보단 과도한 신체적 무리나 스트레스를 피해 자율신경이 항상 일정한 정상리듬을 탈 수 있도록 도와주는 것이 극복방법 중 하나다. 냉증에 도움이 되는 몇 가지 상식들만 가지고 있어도 어느 정도 치료도 되고, 또 충분히 예방할 수 있다.

냉증을 예방하는 방법

① 열습포법 : 가정에서 따뜻한 습포를 허리에서 꼬리뼈까지 또는 냉증이 있는 부위를 약 15~20분간 덮어두는 방법이 있다.

② 냉수마찰, 건포마찰을 꾸준히 하면 피부를 단련하고 혈액순환을 왕성하게 함으로써 추위에 대한 내성을 길러준다. 건포마찰은 옷을 벗고 팔부터 시작하여 등 · 가슴 · 배의 순으로 하고 상반신이 끝나면 다리와 허리 순으로 마찰한다. 피부가 빨갛게 될 때까지 문지르되 빠르고 강하게 재빨리 끝내도록 한다. 전신운동도 되고 혈액순환이 왕성해져서 노폐물 제거에도 도움이 된다.

③ 지압, 마사지 : 한의학적으로 냉증은 주로 경락의 흐름이 정체되어 발생하는 것이므로 이들 경락을 따라 마사지한다. 지압을 한다면 주로 합곡혈, 내관혈, 용천혈, 삼음교혈 등이 사용된다. 지압을 할 때는 한 경혈당 3~5초씩 3회가량 시행하며 총 30분 내외가 적당하다. 지압을 할 때는 너무 강한 자극을 주거나 뼈 위를 바로 누르는 것은 피하는 것이 좋다.

그 외에 반신욕이나 족욕이 수족냉증에 도움이 된다. 수족냉증 치료를 위해 손이나 발을 준비된 냉온수에 교대로 담가 혈관의 탄력성을 길러주고 혈관을 확장, 수축시켜 주는 방법이 좋다. 목욕을 할 때 귤껍질을 넣는 것도 좋다. 귤껍질인 진피에는 특유의 방향 성분이 있어 기혈의 순환을 도와주고, 스트레스를 풀어주는 효과가 있다. 쑥은 몸을 따뜻하게 해주는 효능이 있어 각종 부인 질환이나 냉증에 효과가 좋다. 이 외 유자, 등겨 등도 같이 넣어주면 수족냉증에 효과가 있다.

수족냉증이 나타나는 경우 큰 병으로 생각하지 않고 단순히 따뜻하게만 해주면 좋아질 것이라 믿는 사람이 많다. 그럴 경우 오히려 외부 온도에 적응하는 능력이 점점 떨어져 냉증이 심해지는 악순환이 나타날 수 있다. 따라서 자신감을 가지고 적극적인 사고를 하면서 스트레스에 대처하고 균형 있는 생활습관과 식습관, 약간의 운동을 병행하면 수족냉증의 증상은 훨씬 많이 감소될 것이다.

10

소리 없는 저승사자
뇌졸중

5분에 한 명씩 환자가 발생하고, 15분에 한 명씩 사망하는 이 질환은 단일질환으론 사망률 1위를 기록하고 있다. 고혈압이나 당뇨 등을 앓고 있다면 더욱 주의를 기울여야 하는 질병이 바로 소리 없는 저승사자로 불리는 뇌졸중이다. 극단적으로 사망에 이르지 않더라도 각종 마비증상이나 언어장애 등 심각한 장애를 수반하기 때문에 아주 무서운 질병 중의 하나로 손꼽힌다. 어느 날 갑자기 쓰러져서 병원에 갔더니 뇌졸중, 중풍이었다는 얘기를 주변에서 많이 들을 수 있다. 하지만 조금만 주의를 기울이면 미리 막을 수 있고, 또 쓰러진 후 3시간 내에만 잘 조치해도 충분히 정상적인 생활이 가능한 병이 뇌졸중이다.

뇌졸중은 일반적으로 갑자기 찬 공기에 노출되면 혈관이 수축하게 되는데, 이때 혈관수축이 일어나면서 뇌로 가는 혈관이 막히거나 터질 수 있기 때문에 위험도가 높아진다고 알려져 있다. 특히 가을, 겨울철 찬바람이 불 때 더욱 많이 나타나는 것으로 알려져 있다. 하지만 사계절 모두 안심할 순 없다.

국내 사망원인 1위는 암이지만 위암, 간암, 폐암, 백혈병 등 모든 암을 포함하는데, 단일질병으로는 사망률 1위가 뇌졸중이다. 2013년 기준으로 인구 10만 명당 약 51.1명이 사망했다. 다음으로는 심장질환이 50.2명이다.

뇌졸중은 환자 본인의 삶뿐 아니라 가족의 행복까지 부숴버리는 병이기에 더욱 무섭다. 발병 환자의 1년 내 사망률이 70% 가까이 되고, 생명을 구했다 하더라도 한쪽에 마비증상이 오거나 언어장애 등으로 정상적인 생활을 하지 못하게 된다. 심각하면 식물인간처럼 되는 경우도 있다. 특히 나이가 많을수록 더욱 조심해야 하는 병이기도 하다. 55세를 기준으로 10년 사이 발병률이 2배 이상 높은 것이 뇌졸중이다. 그러나 40대의 돌연사가 꾸준히 늘고 있기도 하고, 30대에도 뇌졸중이 발병되고 있어 젊은이들도 경각심을 가져야 한다.

뇌졸중이란 뇌의 일부분에 혈액을 공급하는 혈관이 막히거나 터짐으로써 혈액공급이 되지 않아 그 부분의 뇌가 손상되어 나타나는 신경마비 증상이다. 정상인의 뇌 100g에 1분간 50ml의 피가 흐르는데 10~20ml로 떨어지면 뇌세포의 기능은 정지되지만, 구조적으로 온전한 상태를 유지하게 된다. 이때 재빨리 피 공급을 재개하면 정지된 뇌세포 기능은 회복된다. 그러나 뇌혈관이 막혀 10ml 이하로 떨어진 상태에서 2~3시간 지속되면 뇌세포는 완전히 파괴돼 치명적인 후유증이나 사망에 이르게 된다.

어느 날 극심한 두통을 느낀다든지, 자고 일어났더니 말도 잘 안 나오고 팔다리에 마비가 오는 등 뇌졸중의 증상은 다양하다. 그리고 뇌졸중에도 종류가 있다. 뇌에 있는 혈관이 약해져 있다가 높은 혈압을 이기지 못하고 혈관이 터지면서 뇌출혈이 생기는 경우다. 그리고 콜레스테롤 등으로 좁아진 혈관이 막혀버리는 현상은 뇌경색이다. 예전에는 뇌출혈이 많았는데, 식단이 서구화되면서 뇌경색이 증가하고 있는 추세로 60 대 40 정도의 비율을 보이고 있다.

동맥류가 터져서 생긴 뇌출혈, 고혈압 때문에 생긴 뇌출혈, 혈관이 막혀서 생긴 뇌경색 등 뇌졸중은 다양한 증상을 보인다. 극심한 두통을 호소하면서 구토증상으로 병원을 찾았는데, 처음엔 내과적 질환인 줄 알고 검사를 받는 도중에 2차 출혈을 일으키는 경우도 있다. 그리고 처음엔 가벼운 뇌출혈로 병원치료를 받던 중 머리가 아파서 동네 개인병원을 찾아가 진료를 받는 도중 출혈이 발생하여 사망한 경우도 있다.

뇌졸중을 대표하는 위험증상 5

극심한 두통	☐
신체 한쪽의 마비	☐
언어장애	☐
어지럼증	☐
시력 및 시야 장애	☐

뇌졸중 증상이 한두 시간 정도 나타났다가 사라지는 경우도 있다. 이것이 일과성 뇌허혈인데 이것은 뇌졸중의 예고편이다. 병원을 찾지 않고 방치를 했다가 나중에 크게 터져 쓰러지거나 심각한 상황에서 병원을 찾게 될 가능성이 크다.

증상이 전혀 없는 뇌졸중도 있다. 무증상 뇌경색이라고 하는데 최근에 등장한 용어다. 두통 등 다른 이유로 CT나 MRI를 시행하여 우연히 발견된 뇌경색을 말한다. 특징적으로 뇌경색의 크기가 작고 병력상에서도 뇌졸중 증상이 전혀 없다. 무증상 뇌경색은 뇌혈관 협착이 있는 환자에서 자주 관찰되며 뇌졸중을 일으켜 입원한 환자의 약 11%에서 뇌 촬영상 이미 무증상 뇌경색이 있었던 것으로 나타나는 경우가 많다.

뇌졸중에는 골든타임이라는 것이 있다. 골든타임이란 뇌졸중 환자의 생사를 결정짓는 최소 3시간을 말한다. 혈관이 파열되거나 막히게 되면 신속히 응급조치를 받아야 사망 및 뇌손상으로 인한 후유증이 최소화된다. 혈관이 막혀서 오는 뇌경색의 경우 3시간 이내에 도착하면 막힌 혈관을 뚫어주는 혈전용해제를 투여하고 2~3주 뒤 일상생활에 거의 지장이 없을 정도로 치료가 된다. 그러므로 증상이 나타나면 지체하지 말고, 무조건 구급차를 불러 응급실을 찾는 것이 좋다. 뇌졸중으로 쓰러졌을 때 손을 따거나 약국에서 청심환을 사다 먹는 경우도 있는데, 절대로 삼가야 된다. 손가락을 딸 경우 통증으로 혈압이 갑자기 상승해 증상이 악화될 수 있고, 억지로 약을 먹이면 기도를 막아 질식이나 폐렴을 유발할 수 있다.

국내 뇌졸중 환자의 응급실 도착 평균 시간은 11시간이었다. 3시간 이내에 도착한 환자는 30% 내에 그쳤다. 뇌졸중으로 3시간 이전에 병원에 온 사람은 12~24시간 만에 온 사람보다 45%가량 회복비율이 높았다. 또한 3시간 이내라도 일찍 치료를 시작할수록 치료효과가 좋다.

Q 아스피린을 복용하면 뇌졸중을 예방할 수 있다?

Q 뇌졸중 환자는 돼지고기, 닭고기를 피해야 한다?

Q 뇌졸중은 유전된다?

Q 뇌졸중은 이른 아침에 많이 발병한다?

Q 적당한 음주는 뇌졸중 예방에 도움을 준다?

Q 아스피린을 복용하면 뇌졸중을 예방할 수 있다?

A 아스피린은 뇌혈관질환에 걸린 사람이 재발을 예방하기 위해 먹는 약이다. 최근 건강한 사람이 아스피린 100mg을 먹으면 뇌혈관질환이나 심장병을 예방한다는 연구결과가 나온 후 아스피린을 개인적으로 구입하여 복용하는 사람들이 간혹 있다. 그러나 고혈압이 있는 50세 이상인 사람이나 당뇨병이 있는 40세 이상의 사람에 한하여 전문의사가 필요하다고 인정할 때 아스피린을 복용해야 한다. 건강한 사람이 아스피린을 복용한다고 뇌혈관질환이나 심장질환을 100% 예방할 수 없으며 위장출혈이나 뇌출혈 등의 부작용을 항상 염두에 두어야 한다.

Q 뇌졸중 환자는 돼지고기, 닭고기를 피해야 한다?

A 그렇지 않다. 물론 뇌졸중 환자 중 비만하여 혈액에 지방질이

많고 동맥경화가 심한 경우 지방질 음식을 삼가야 한다. 하지만 우리나라 뇌졸중 환자는 이렇지 않은 경우가 많다. 오히려 뇌출혈의 경우에는 지방질 섭취가 너무 적어도 좋지 않다.

Q 뇌졸중은 유전된다?

A 엄밀히 말해 뇌졸중은 유전병이 아니다. 그러나 직계가족 중 뇌졸중 환자가 있으면 그렇지 않은 경우에 비해 뇌졸중 위험이 1.5~2배가량 증가하는 것은 사실이다. 하지만 이것이 유전된다는 것을 의미하지 않는다. 왜냐하면 한 가족은 식사습관, 생활태도 등 환경요인이 비슷해 유전병이 아니어도 비슷한 병에 걸릴 위험이 높기 때문에 나타나는 경우가 많다.

Q 뇌졸중은 이른 아침에 많이 발병한다?

A 대한뇌혈관외과학회에서 2005년 전국 30개 종합병원에서 고혈압성 뇌출혈로 치료받은 환자를 분석한 결과 아침에 주로 발병한다는 기존의 속설과는 달리 오후 6시와 오후 7시에 가장 많이 발생한 것으로 나타났다.

Q 적당한 음주는 뇌졸중 예방에 도움을 준다?

A 하루 1잔 정도 술을 마시면 술을 안 마시는 경우보다 뇌졸중에

걸릴 확률이 오히려 낮다는 연구결과가 있었다. 그러나 현실적으로 음주의 양을 정확히 조절하기란 쉽지 않으며 과음과 폭음은 오히려 뇌졸중 위험을 증가시킨다. 술은 영양 성분이 없이 열량만 높기 때문에 영양부족이나 비만을 통해 건강상태를 악화시키고 과한 음주는 혈관을 확장시켜 혈압이 불안정해지는 결과를 초래한다. 보통 포도주는 심장병이나 뇌졸중 예방에 좋다고고 생각하는 사람이 많다. 실제 포도주는 혈관확장제 역할을 하기 때문에 심장병이나 뇌졸중 예방에 효과가 있기는 하다. 하지만 역시 지나친 음주는 건강을 악화시키게 된다.

뇌졸중 예방을 위해 반드시 지켜야 할 생활습관에 대해 알아보자. 먼저, 추운 날씨에 외출을 삼가는 것이 좋다. 혈압을 철저히 관리하고, 금연과 금주, 정상체중을 유지하는 것이 좋으며, 운동을 습관화하고 뇌건강 검진을 받는 것도 도움이 된다.

11

가는 귀 먹었나
노인성 난청

사람들은 숨을 쉬는 것만큼이나 듣는 것도 자연스럽게 받아들인다. 하지만 어느날 갑자기 잘 안 들린다고 생각해 보라. 많이 우울해질 것이다. 난청 환자들이 계속 늘고 있다. 60세 이상에서 40% 가까이가 난청을 앓고 있고, 이들은 자신도 모르게 텔레비전 소리를 크게 하거나 전화통화가 힘들어진다고 호소한다. 보통 60세가 넘어서야 난청이 온다고 생각하지만 최근엔 일상 속에서 늘어난 소음과 과다한 이어폰 사용으로 젊을 때부터 난청을 겪게 되는 경우가 점점 느는 추세다. 게다가 노인성 난청의 경우엔 치매로도 이어질 수 있다. 가족과의 단절을 불러올 수 있는 난청에 대해서 알아보자.

건강보험공단과 건강보험심사평가원의 자료에 따르면 난청으로 인해 진료를 받는 환자수가 해마다 늘고 있다. 2008년 22만 2천여 명, 2009년 24만 9천여 명, 2010년 26만 6천여 명, 2011년엔 27만 2천여 명, 2012년 27만 6천여 명, 2013년 28만 1천여 명으로 매년 5.5%씩 증가하고 있다. 2013년 진료 인원은 28만 1천여 명이었는데, 2008년 22만 2천여 명과 비교하면 5년 새 26.7%가 늘었다. 전체 진료 인원 중 연령대 비중에서 60대 이상이 44.5%로 가장 높았다. 이어 50대 17.1%, 40대 11.5%, 30대 9.3%, 20대 7.5%, 10대 6.2%로 나타났다.

국내 65세 이상 인구의 약 40% 가량이 난청을 가지고 있다고 한다. 특히 75세가 넘으면 2명 중 1명 꼴로 난청을 가지고 있으므로 노년층의 상당수가 난청으로 불편을 겪고 있다고 볼 수 있다.

인구 전체를 보면 우리나라도 이제 고령화 사회로 접어들고 있다. 노인 인구가 10%를 넘는 상황이 되면서 자연스럽게 난청환자가 많아졌다. 뿐만 아니라 현대사회가 산업화되면서 우리 생활 속에 소음이 많아진 것도 원인이 된다. 근래 젊은 연령층에서 MP3 등으로 음악을 늘 듣고 다니면서 소음노출이 많아져 소음성 난청 인구도 늘어난 것이다.

노인성 난청은 노화의 영향이 가장 크다. 소리를 듣는 달팽이관의 여러 세포나 청신경 혹은 청각중추가 노화로 인해 퇴행될 때 생기는 증상이 바로 노인성 난청이다. 노인성 질환의 빈도를 조사해 보면 관절염과 고혈압이 노화가 되면서 흔히 나타나고 그 다음이 노인성 난청이다. 대개 청력감소는 30대 정도에서부터 시작되지만 크게 자각을 못하다가 40~50대가 되면 일부 자각하게 되고 60대 이후가 되면 상당수의 사람들이 난청을 느끼게 된다.

평소에 소음에 많이 노출돼 있었으면 노인성 난청에 걸리기 쉽다. 청력에 관련된 세포가 들을 수 있는 용량은 정해져 있어서 일정 기준 이상의 소음을 장시간 들으면 노인성 난청이 빨리 찾아온다. 음악을 크게 듣거나 이어폰을 자주 끼면 소음성 난청을 유도하고 소음성 난청은 조기 노인성 난청의 원인이 된다. 또한 유전적인 요소도 크다.

이외에도 난청을 유발하거나 촉진하는 요인 중에는 고혈압, 당뇨나 이독성 약제, 예를 들면 항생제, 이뇨제, 항암제 등이 있다. 생활에서는 짠 음식, 카페인, 흡연 등이 여러 성인병의 주범인 것처럼 이차적으로 난청을 유발하는 요인이다.

성인병 중에서도 특히 당뇨병이 난청과 아주 밀접한 관계가 있다. 당뇨병은 귀를 포함한 여러 장기들의 퇴화를 촉진시키는 성인병이다. 당뇨로 인해 전신의 혈관 및 신경이 변성을 초래하게 되는데 특히 혈관벽이 두꺼워지거나 병적 상태가 되면 달팽이관이나 청신경으로 흐르는 피의 양도 줄어들어 청각신경계에 산송공급이 부족해진다. 이로 인해 청신경의 변성과 퇴행이 빨리 오게 된다. 연구보고에 의하면 당뇨병을 가진 고령자는 난청이 오는 빈도가 78%. 당뇨가 없는 경우 47%로 당뇨병이 난청을 유발함을 알 수 있다.

많은 노인성 난청 환자들이 난청 초기에 난청을 자각하지 못한다. 오히려 함께 사는 가족이 불편함을 호소해서 검사를 받으러 병원에 이끌려 오기도 한다. 남편이나 아내가 한 말을 잘 알아듣지 못하고 되묻거나 못 듣는 척하는 행동 등으로 경우에 따라 부부싸움으로 이어진다. 왜 내 말을 무시하느냐 하면서 싸우게 되기도 한다. 그래서 난청검사를 하러 오는 이들 중 배우자의 권유로 확인을 위해 왔다는 사람들이 꽤 있다.

난청의 경우 남성들에게 더 많이 나타난다. 남성이 여성에 비해 2배 정도 더 많다. 남녀 간의 감수성 차이라기보다는 작업환경의 차이와 사적 경험에 따른 것이다. 그 이유는 사회생활을 하기 때문에 여성보다 소음에 노출될 확률이 많고 군대라는 특수한 환경을 경험하기 때문으로 나타나기도 한다. 또한 흡연이나 고지혈증이 많기 때문에 동맥경화증에 따른 혈류감소로 인해 순환기계의 이상이 생기기 때문이다. 남성 호르몬과도 연관이 있으며 여성의 경우 나이가 들수록 남성 호르몬이 증가하는 데 반해 남성의 경우 오히려 남성 호르몬이 감소하기 때문이다.

난청이 있다고 전혀 못 듣는 것이 아니다. 모든 주파수에서 110

데시벨 이상의 큰소리조차 못 듣는 경우는 극히 드물고 대개는 어느 정도의 큰 소리는 들을 수 있는데 이를 잔존청력이라고 한다. 그런데 잔존청력만으론 일상의 대화가 어려워지게 되고 생활 전반에서 불편함을 겪게 된다.

노인성 난청 자가 진단법

- 스, 츠 같은 고음의 소리를 듣는 것이 어렵다 ☐
- 아이나 여성의 말을 더 알아듣지 못 한다 ☐
- 발이나 달처럼 비슷한 말을 구별하기 어렵다 ☐
- 상대방의 말을 이해하지 못할 때가 있다 ☐
- 시끄러운 곳에서 대화하기가 힘들다 ☐
- 텔레비전 소리가 크다고 주위에서 불평을 한다 ☐
- 귀에서 윙, 쉬, 쏴 하는 이명이 생길 때가 있다 ☐

몇몇 보고에 의하면 난청으로 인해 청각자극이 덜 들어오게 되면 이를 분석하는 뇌의 퇴행도 더 빨리 온다고 알려져 있다. 고령화 사회에서 치매는 참 무서운 질환인데 난청으로 덜 듣고 대화를 덜 나누게 되는 여러 상황이 뇌기능 저하를 촉진하게 되면서 치매까지 동반할 수 있다. 무엇보다 정확한 진단은 검사가 필수다.

노인성 난청 검사는 순음청력 검사와 스피치 검사로 이루어진다. 순음청력 검사는 여러 주파수대의 소리를 작은 소리에서부터 큰 소리를 들려주면서 환자가 듣는 가장 작은 소리의 크기를 찾아내는 보편적인 청력검사법이다. 말소리를 얼마나 명확히 알아듣는지 알아보기 위해 어음청력 검사를 시행하는데, 여러 단음절어 또는 이음절어를 이용해서 정확하게 단어를 맞추는 퍼센트와 소리크기를 측정하는 검사다. 대표적으로 두 가지 검사를 시행하면 자신의 청력이 어떤 주파수에서 얼마나 떨어져 있고 말소리를 구별하는 능력이 얼마나 저하되어 있는지 진단받을 수 있다.

노인성 난청은 4kHz 음역에서 심한 청력소실을 보이며 청력도상 저음역에서는 비교적 정상이나 고음역에서 급격히 감소하는 급하강형을 보인다. 따라서 고음은 잘 못 듣게 되고 저음은 잘 듣는다. 순음청력도상의 진단기준은 2kHz 이상 주파수에서 30~45데시벨의 기울기로 급격히 감소하는 양상을 보인다.

노인성 난청과 같은 감각신경성 난청의 경우 한번 나빠진 청력을 되돌릴 수 있는 방법은 안타깝게도 현재 없다. 빠른 퇴행을 예방하기 위해 과도한 소음에 노출되는 것을 피한다거나 이독성 약제의 사용을 피한다거나 하는 예방법이 있고 치료로는 가장 좋은 방법이 적절한 시점에서 빨리 보청기를 착용하는 것이 난청의 진행 속도를 완화시키는 가장 좋은 청각재활 방법이다.

눈이 나쁘면 아무렇지도 않게 안경을 쓰지만, 왠지 보청기를 끼는 건 꺼리게 된다. 50대에도 세 명 중 한 명이 노인성 난청으로 고생을 하는데, 보청기에 대한 부정적 인식 때문에 꺼리는 경우가 많아 청력이 떨어진 노인 중 보청기를 착용하는 경우는 20% 미만이다. 그렇게 방치하다가 상태가 더욱 악화되어서야 선택을 하는 환자들이 많다. 보청기도 되도록 난청이 심하지 않을 때 끼어야 효과가 있다. 노인층이 증가하는 선진국에서 보청기는 이미 선글라스와 같은 생활필수품이 되었다.

보청기를 처음 착용하자마자 모든 소리가 선명하는 게 들리는 것은 아니다. 보청기가 귀를 막기 때문에 자신의 목소리가 울리고 여러 가지 소리가 한꺼번에 들리기 때문에 혼란스러울 수 있지만 이는 자연스런 현상이다. 자신의 목소리가 울리는 현상은 시간이 지나면 없어지고 보청기를 통해 들리는 소리에 점차 익숙해진다. 따라서 보청기가 익숙해지도록 주위에서 도와주고 꾸준한 관리를 한다면 점차 예전과 같이 들을 수 있다.

일부 한쪽에만 착용하는 사람도 있는데 좋지 않다. 보청기를 한쪽 귀에만 착용하면 소리가 들리는 방향에 집중해야 하기 때문에 피로가 쉽게 온다. 따라서 양쪽 귀에 보청기를 착용해야 소리를 더 편하게 들을 수 있다.

보청기는 예민하고 매우 고가의 전자 기계다. 일상생활에서 수분과 고온을 피하고 떨어뜨리거나 부딪치치 않도록 주의해야 한다. 알코올이나 세제 등을 사용해서 함부로 닦지 말고 부드러운 헝겊이나 티슈를 이용해서 깨끗하게 관리하고 사용하지 않을 때는 배터리 뚜껑을 열어놓은 상태로 보관해야 배터리 소모를 줄여준다.

안경을 6개월 혹은 1년에 한 번씩 시력검사를 통해 바꾸는 것처럼 보청기도 올바른 기능유지와 사용을 위해 3~6개월마다 정기점검을 받는 것이 좋다. 또한 보청기의 평균수명이 대략 5년에서 7년 정도이기 때문에 일정 시기를 착용하면 교환해야 한다. 난청의 진행상황이나 보청기가 잘 맞게 작동하고 있는지 점검받기 위해 병원에 가서 귀의 상태를 점검하고, 보청기 착용 전후 청력검사, 보청기 기능검사를 정기적으로 받아야 한다. 이 과정에서 보청기 기능이 떨어졌으면 적절히 조절을 해야 한다.

보청기를 착용할 때, 처음 일정 기간은 실내나 조용한 장소에서 착용하기 시작하여 점차 시간을 늘려간다. 첫 일주일 동안은 하루에 1시간씩 착용, 그 다음 주부터 2~3시간씩 늘려서 점차 익숙해지도록 한다. 또한 집중해서 알아듣는 요령을 터득해야 하며 대화할 때 알아들은 체하지 않아야 한다. 그리고 상대방이 말하는 것을 주의 깊게 살피며 한 자리에서 대화하는 상대를 3~4명 이하로 줄인다. 또한 소음이 많은 곳에서는 보청기 음량을 줄이는 것이 좋다.

난청은 심한데 보청기가 안 맞는 사람도 있다. 보청기로 전혀 도움을 받지 못하는 심도 난청의 경우 수술을 통해 전기장치를 내이에 이식하는 인공와우이식술을 받는 게 좋다. 2005년부터 국내에서 인공와우이식술이 보험급여가 되었기 때문에 과거에 비해 경제적 부담도 훨씬 줄어들었다.

난청은 본인보다 주변에서 먼저 알아보는 경우가 많다. 귀가 잘 안 들리는 부모님과의 대화법에 대해서 알아보자.

귀가 잘 안 들리는 부모님과의 대화법

- 무조건 큰 목소리보다 부드럽고 또박또박 말을 한다
- 말을 잘 알아듣지 못하면 다른 단어로 바꿔서 얘기한다
- 듣는 사람과의 거리는 70cm~1m를 유지한다
- 얼굴을 마주 보면서 얘기한다
- 될 수 있으면 주변 소음을 줄인다

잘 안 들린다고 하면 무조건 큰 소리로 말하는데 오히려 알아듣는 데 방해가 된다. 부드럽게 또박또박 말을 해야 더 잘 들린다. 그리고 못 알아들으면 같은 말을 반복하기보다 다른 단어를 사용하는 것이 좋다. 소리의 전달이 가장 적당한 거리인 70cm~1m 거리

를 유지하고 얼굴을 마주보면서 이야기하면 입모양이 소리를 듣는데 도움을 준다. 보청기나 인공와우이식술 이후에 청각재활을 시도할 때에도 입모양을 보면서 소리를 듣는 연습을 시킨다. 그리고 당연히 텔레비전이나 라디오 등 주변 소음이 있으면 말소리 구별력이 더 떨어지는 것이 노인성 난청 환자들의 특성이므로 소리를 줄인 다음 대화를 시도하는 것이 좋다.

눈이 피로할 때 잠깐 감고만 있어도 어느 정도 해결이 된다. 하지만 귀는 그렇지 않다. 귀에 휴식을 주는 방법은 없을까? 귀 건강을 위해 가장 중요한 게 귀에 휴식시간을 주는 것이다. 이때 주의해야 할 점은 몸이 쉰다고 귀도 쉬는 것은 아니라는 점이다. 귀를 쉬게 하기 위해서는 소리를 덜 듣는 것이 가장 좋다. 소음을 피해 자연의 소리와 같은 좋은 소리를 듣거나 아예 소리를 안 듣는 게 좋다. 또한 귀는 만지지 않는 것이 좋다.

최근 MP3, 휴대전화, 진공청소기, 자동차 등 일상생활에서 소음에 노출되는 빈도가 점점 많아짐에 따라 20대 등 젊은층에서 소음성 난청 환자가 늘고 있다. 따라서 노인성 난청의 빈도도 높아지고 있다. 큰 문제는 난청이 생기는 연령대가 낮아진다는 점이다. 난청 자체만으로도 실생활에서 불편을 느낄 뿐 아니라 자신감 결여, 사회로부터의 소외로 우울증에 걸릴 수 있으며 인지장애 및 치매가 악화될 수 있다. 따라서 난청 및 이로 인한 문제들을 피하기 위해 귀에 휴식을 취해야 한다. 피할 수 없는 경우엔 청력보호 기구를 사용하도록 하는 게 좋다. 그리고 주기적인 청력검사로 난청을 조기에 발견하여 더 이상의 손상을 예방해야 하며 상담과 교육도 필요하다. 소리를 잘 듣지 못해 대화를 할 수 없게 되면 개인적으로 또 사회적으로 큰 손실이다. 조기에 진단받고 치료를 받아서 보다 많은 사람들이 난청의 고통에서 벗어나길 바란다.

12

노년의 치명적인 적

치매

영화의 제목처럼 내 머릿속에 지우개가 든 것처럼 '어디에 뒀지? 뭐하러 왔더라'를 연발하게 하는 병. 미국의 로널드 레이건 대통령, 영국의 마거릿 대처 수상도 피해가지 못한 질병은 바로 노년의 적 치매다.

한 조사에 의하면 자녀들이 '부모님이 가장 걱정되는 노인성 질환'으로도 치매가 꼽혔다. 건강보험심사평가원에 따르면 지난 4년 동안 치매환자가 3배 가까이 늘었고, 진료비는 6배가 넘게 증가했다고 한다. 더욱 심각한 건 치매발생 환자의 연령대가 점점 젊어지고 있다는 것이다. 치매는 절대 낫지 않는 불치병이란 인식이 강하다. 하지만 원인에 따라, 발견 시기에 따라 충분히 조절이 가능하다. 고령화 사회에서 더욱 주목해야 하는 치매에 대해서 알아보자.

세계에서 유래를 찾아볼 수 없을 정도로 빠르게 고령화 사회로 접어들면서 치매는 그야말로 사회적인 문제로까지 대두가 되었다. 하지만 조기 발견율이 낮다. 치매 환자 본인이나 가족 중에서 자신이나 가족이 치매에 걸린 사실을 알지 못하는 경우가 50%에 달할 정도로 치매에 대한 상식이 부족하고, 조기 발견율이 낮다.

치매란 라틴어에서 유래된 것으로 정신이 없어진다는 의미를 지니고 있다. 치매는 나이가 들어감에 따라 정상적으로 발달한 뇌가 후천적인 외상이나 질병 등 외부적인 요인에 의해 손상되거나 파괴돼 언어, 학습, 지능 등에 대한 전반적인 인지기능과 고등정신기능이 비정상적으로 감퇴되는 것을 말한다. 즉 이전까지 얻은 지적인 기능들이 급격하게 떨어져서 아이처럼 되는 것을 말한다. 중증 치매의 경우 4세 이하의 수준으로 저하된다.

우리보다 먼저 치매문제를 겪었던 미국의 경우, 국립보건원 후원으로 치매환자를 돌보는 가족을 위한 교재가 제작되었는데, 제목이 'THE 36-HOUR DAY' 즉 하루가 36시간같이 힘들다는 것이다. 이 제목이 치매를 돌보는 가족들의 고통을 대변한다고 할 수 있다.

그렇다면 치매는 불치병일까? 대부분 가족이나 지인이 치매 증상을 보이면 절망감에 빠진다. 치료법이 없다고 여기기 때문이다. 그러나 기초 단계에서 발견을 하면 기억력을 비롯한 인지 기능

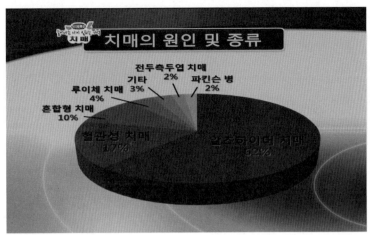

치매의 원인 및 종류

전두측두엽 치매 2%
파킨슨 병 2%
기타 3%
루이체 치매 4%
혼합형 치매 10%
혈관성 치매 17%
알츠하이머 치매 52%

▌치매는 절대 낫지 않는 불치병이란 인식이 강하다. 하지만 원인에 따라, 발견 시기에 따라 충분히 조절이 가능하다.

을 향상시키는 약으로 치료가 가능하고 치매의 원인에 따라 진행되거나 진행되지 않는 경우도 있고, 원인에 따라 전체 치매의 약 5~10% 정도는 완치될 수 있다.

치매의 단계는 통상은 초기부터 말기까지 세 단계로 구분하지만 최근 조기발견의 중요성이 높아지면서 최초기, 초기, 중기, 말기로 구분하고 있다. 최초기는 가벼운 건망증만 두드러지고 다른 인지기능의 장애는 뚜렷하지 않으며 일상생활에서의 장애도 경미한 단계다. 초기는 기억뿐만 아니라 지남력, 언어능력 등 다른 인지기능의 장애도 나타나면서 일상생활에서의 장애가 뚜렷하게 나타나는 시기이다. 중기는 판단력 장애, 의심, 흥분, 환각 등 다양한 정신행

동증상이 나타나면서 케어(보호) 부담이 급증하는 시기다. 말기는 보행장애, 음식물 삼키기가 힘들어지는 연하장애, 실뇨와 실금 등 다양한 신경학적 증상이 나타나면서 일상생활이 불가능한 단계로 나뉜다.

그렇다면 건망증이 치매로 이어질 수 있을까?

건망증은 기억장애를 의미한다. 아무리 기억장애가 심해도 전반적인 다른 인지기능의 손상 및 기능에 이상이 없으면 치매가 아니다. 즉 기억력 외에도 다른 증상들이 초기에 함께 나타난다. 단편적으로 안경을 놓아둔 장소를 잊어버리면 건망증이지만 안경의 용도나 자신이 안경을 썼다는 사실을 잊어버리면 치매라고 할 수 있다. 건망증이나 기억장애가 지속되는 경우 치매 전조증상일 수 있기 때문에 검사가 필요하다.

치매 초기, 이런 증상이 나타난다!	
기억장애	전화번호, 사람 이름을 잊어버린다
언어장애	물건이름이 금방 떠오르지 않거나 적절한 표현을 찾지 못한다
시공간능력	방향감각이 떨어지고 자주 가던 곳도 헤맨다
계산력	물건을 살 때 돈 계산이 틀린다
성격변화	편안한 환경에서도 화를 내며 의심이 많아진다

126

기억장애가 나타난다

어떤 일이 언제 일어났는지 기억하지 못하고 같은 질문을 반복하는 경향이 있고 물건을 어디에 두었는지 몰라 찾을 때가 빈번하다. 최근 기억에 비해 아주 젊었을 때나 오래전 일어났던 일은 잘 기억하는 편이다. 일반적인 건망증은 식사를 한 것은 기억하는데 무슨 반찬에 먹었지?를 생각하게 된다. 그러나 치매는 아예 식사 자체를 안 했다고 생각한다. 밥을 먹고도 밥을 안 먹었다고 생각하는 것은 왜일까? 크게 두 가지로 설명할 수 있다. 하나는 식사를 하고도 잊어버려서 그럴 수 있다. 또 하나는 치매가 진행하면서 뇌의 앞부분인 전두엽의 기능이 떨어지면, 배가 부른 것과 상관없이 먹을 것이 있으면 자꾸 먹으려 하는 과잉구강행동이 나타나기 때문이다.

언어장애가 나타난다

엉뚱한 단어를 쓰고, 대화 중 이야기를 놓쳐 대화를 따라가지 못한다. 병행해서 읽기, 쓰기 장애도 나타난다.

시공간 장애로 방향감각이 떨어지거나 자주 가던 곳도 헤맨다

처음엔 알지만 자주 다니지 않던 길을 잘 찾지 못하게 되면서 생활이 집주변으로 제한된다. 중기로 접어들면 익숙하게 다니던 집

주변의 길도 찾지 못하게 되면서 집 안에만 머무르게 된다. 중기 후반이나 말기 초반이 되면 집 안에서도 자기 방이나 화장실을 찾지 못하게 된다. 이렇게 활동이 줄고 생활의 리듬이 무너지면서 전반적 건강상태도 악화된다.

계산력이 떨어져서 물건을 살 때 돈 계산이 틀린다

초기 후반이 되면 일상생활에서 계산능력의 감퇴가 뚜렷해지기 시작한다. 복잡한 계산부터 시작하여 단순한 계산도 못하고 계산력 자체뿐 아니라 천 원짜리와 만 원짜리를 구분하는 못하는 등 개념형성 능력의 감퇴가 복합되어 장애를 심화시키게 된다. 일상에서 누구나 사소한 계산 실수는 할 수 있지만 이런 일이 반복되거나 단순한 계산을 잘 하지 못할 경우 진단을 받아보는 것이 좋다.

성격변화로 인하여 편안한 상태에서도 화를 내고 의심이 많아진다

가족들을 가장 당황하게 만드는 증상 중에 하나가 성격변화이다. 통상 초기 후반이나 중기가 되면 본능적인 욕구를 조절하고 상황을 판단하는 뇌의 전두엽 손상이 두드러지면서 이런 증상이 나타난다. 불필요한 의심도 생기도 불안감도 심해진다. 또 식욕, 성욕, 공격성 등 본능적 충동을 억제하는 능력도 떨어져 앞서 말한 판단력 장애와 복합되어 예전에는 상상할 수 없었던 행동을 하게 된다. 자식을 도둑으로 몰아 화를 내기도 하고 손주와 간식을 놓고 다투기도 한다.

이런 여러 가지 증상이 치매에서 나타나는데, 병원에서의 검사는 어떻게 이루어질까?

증상이 심한 경우는 일반인이 봐도 치매라고 쉽게 알 수 있지만 초기단계에서는 치매 여부를 감별하는 것은 쉬운 일이 아니다. 그래서 환자의 증상기록과 함께 신경학적 검사와 신경심리검사를 실시한다. 그리고 치매라고 진단되면 원인을 밝히기 위해 여러 검사를 병행한다. 대표적인 검사로 혈액검사, 신경심리검사, MRI, PET 등이 있다.

혈액검사는 갑상선기능, 비타민 부족, 빈혈 여부 등을 체크하는데 이들이 불균형을 이룰 때 치매가 올 가능성이 크다. 신경심리검사는 문답을 통한 뇌기능 검사를 통해 치매의 유무와 치매의 심한 정도, 손상된 뇌 부위를 알 수 있다. PET는 방사선 동위원소를 주사해 뇌의 산소와 포도당의 이용상태를 확인한다. MRI 검사는 혈관성 치매나 뇌에 물이 차는 뇌수종, 경막하출혈 등 다른 치매 유발 질환이 의심될 경우 시행하는 검사다.

치매의 종류는 알츠하이머 치매, 혈관성 치매, 두 가지가 함께 나타나는 혼합성 치매 등이 있다. 우리나라는 서양에 비해 혈관성 치매의 발병률이 높다. 그 이유는 방치된 고혈압, 당뇨가 선진국에 비해 많기 때문이 아닌가 싶다. 특히 마른 고혈압, 마른 당뇨 등의 영향도 있을 것이다. 아직 논란이 있는 부분이다.

다른 질병처럼 치매도 혈액검사만으로 진단해 내고자 하는 연구들이 활발히 이루어지고 있지만 아직까지는 큰 성과가 없다. 일부 연구에서 몇 가지 단백질의 혈중농도가 치매의 위험을 예측하는 것으로 보고된 적도 있지만 후속 연구들에서는 같은 결과를 얻지 못했다. 이 부분은 정말 중요하지만 앞으로 더 많은 연구가 필요한 상황이다.

병원에 가기 전에 각 가정에서 미리 해볼 수 있는 간단한 검사법도 있다. 단기 기억력 게임이 그것이다. 1분 내에 동물 이름을 아무거나 10개 이상 대면 문제가 없다. 시계 그림 그리기도 좋은 검사법이다. 종이에 원을 그리고 이것을 4등분해 3시간씩 균등하게 그리지 못하면 한 분획당 벌점 1점씩 부과한다. 9시부터 3시까지는 제일 중요한 부분으로, 틀렸을 경우 벌점 4점을 주며 전체 4점 이상이면 인지장애가 있는 것으로 본다.

그리고 미리 체크해볼 수 있는 자가진단법도 있다

치매 자가 진단법

기억력이 문제가 있다	☐
기억력이 10년 전에 비해 나빠졌다	☐
동년의 다른 사람들에 비해 기억력이 나쁘다고 생각한다	☐
기억력의 저하로 일상생활에 불편을 느낀다	☐
최근에 일어난 일을 기억하는 것이 어렵다	☐
며칠 전에 나눈 대화 내용을 기억하는 것이 어렵다	☐
며칠 전에 한 약속을 기억하는 것이 어렵다	☐
친한 사람의 이름을 기억하는 것이 어렵다	☐
물건 둔 곳을 기억하는 것이 어렵다	☐
이전에 비해 물건을 자주 잃어버린다	☐
집 근처에서 길을 잃은 적이 있다	☐
가게에서 사려고 하는 두세 가지 물건 이름을 기억하는 것이 어렵다	☐
가스불이나 전기불 끄는 것을 기억하기 어렵다	☐
자기 집이나 자녀의 집 전화번호와 같이 자주 사용하는 전화번호를 기억하는 것이 어렵다	☐

이렇게 총 14가지를 제시했는데, 이중 몇 가지에 해당되면 좀 더 정확한 검사가 필요할까?

다른 사람들이 환자를 관찰하여 설문에 응답하는 것보다는 본인에게 적용할 경우 정확도가 높아진다. 앞서 말한 14가지 질문을 지역사회에서 무작위로 추출한 노인에게 적용하게 되면 6점 이상일 때 치매에 대한 진단 정확도가 약 85% 정도가 된다.

가장 흔한 알츠하이머병의 경우 여성이 남성에 비해 2배가량 많은 것으로 알려졌다. 그러나 혈관성 치매의 경우는 오히려 남성이 여성에 비해 다소 더 많은 것으로 알려져 있어 치매의 유형에 따라 성별의 차이가 있다. 알츠하이머병이 여성에 많은 이유는 여성의 평균수명이 남성보다 길다는 점뿐만 아니라 남성과는 달리 여성만이 가지고 있는 호르몬 등의 생물학적 특성이 영향을 미치는 것으로 보고 있다.

몇몇 연구에 의하면 소심하고 내성적인 사람들이 좀 더 치매가 많다는 보고가 있다. 이는 스트레스를 효과적으로 해소하지 못했음을 의미한다. 만성적 스트레스는 우리 몸에 코르티솔 같은 스트레스 호르몬의 분비를 증가시키는데 이 호르몬들이 기억을 담당하는 해마 부위를 집중적으로 공격하게 된다. 따라서 소심하고 내성적인 사람들이 상대적으로 치매에 취약하다.

치매는 보통 늙어야 생긴다고 생각하는데, 최근엔 40~50대 치매환자들이 늘고 있다. 이를 초로기 치매환자라고 한다. 이는 조기 진단이 늘어났기 때문에 나타나는 현상으로 보인다.

- 화투를 치면 치매에 좋다?   △
- 치매에는 담배보다 술이 더 나쁘다?   X
- 치매는 유전이다?   △
- 키가 작으면 치매에 걸린 확률이 높다?   X
- 치아가 없으면 치매에 잘 걸린다?   O

■ 화투를 치면 치매에 좋다?

종합적인 지적능력을 요구하는 놀이는 치매예방에 좋다. 치매예방에는 바둑이나 화투보다 독서가 훨씬 낫다는 연구결과가 있다. 그러나 평소 책읽기에 취미가 없는 사람이 독서를 억지로 하면 득이 없지는 않겠지만 실도 그만큼 크다. 화투가 되었든 독서가 되었든 자기가 즐길 수 있는 지적활동을 꾸준히 하는 것이 중요하다.

■ 치매에는 담배보다 술이 더 나쁘다?

담배가 더욱 치매를 부른다. 중년의 경우 흡연할 때 치매 발병률인 2배 이상 높다. 그리고 소량의 음주는 인지기능을 유지하고 치매발생을 억제하는 데 도움이 된다. 일주일에 3회 이하, 한번에 1~2잔이 적당하다. 그 이상은 치매를 유발할 가능성이 높아진다. 그러나 이렇게 적당히 계속 먹기란 어렵다. 그러므로 술도 안 마시는 것이 좋다. 적당한 음주란 우리나라에서는 해당하지 않는다.

■ 치매는 유전이다?

반은 맞고 반은 틀리다. 알츠하이머병의 약 10% 정도는 소위 유전성 치매다. 즉 양친 중 한 분이 치매이면 자식이 치매에 걸릴 확률이 50%에 달한다. 주로 40~50대에 발병하고 증상이 진행도 빠르며 기억증상뿐 아니라 정신병적 증상이나 신경학적 증상이 초기부터 나타나는 경우가 많아 다른 병으로 오진되기도 한다. 그러나 나머지 90%를 차지하는 알츠하이머병은 유전적 요인이 관여하지만 그 영향이 크지 않다. 양친 중 한 분이 알츠하이머병이면 자식이 걸릴 확률은 4배 정도 높아진다.

■ 키가 작으면 치매에 걸릴 확률이 높다?

수도권에 거주하는 할머니 150명을 대상으로 조사한 결과 인지기능이 떨어지는 분들이 정상인 할머니에 비해 키가 작았다. 키와 인지기능의 상관성은 유전적 요인도 있을 수 있지만 성장기 영양공급이 부족했던 탓이 큰 것으로 보인다. 그러나 여기서 중요한 것은 키 작은 사람들이 치매에 더 잘 걸린다기보다는 본인이 클 수 있었던 것에 비해 덜 자란 경우 치매 위험성이 높다고 해석해야 한다. 그러므로 조사를 하면 통계적으로 그렇게 보이는 것이다.

■ 치아가 없으면 치매에 잘 걸린다?

치매는 씹는 것과 연관이 있다. 씹는 활동은 뇌에 혈액공급을 촉진해 노화를 막는 기능을 하는데 치아가 없어지면 그만큼 자극이 줄어 뇌활동에 나쁜 영향을 미친다. 활성화되지 못한 뇌는 두뇌의 회전속도가 느려지면서 판단력과 기억력이 떨어지기 때문에 치매에 걸릴 가능성이 높아진다고 볼 수 있다. 최근 국내 한 연구진은 치아가 없는 노인들에게 의치를 착용케 할 경우 치매의 위험이 줄어든다는 보고를 해 치매 예방에 있어 치아관리의 중요성을 뒷받침하고 있다. 또 치아가 있더라도 잘 씹지 않고 급하게 먹는 것 또한 현명치 못하다. 일본에서 시행한 한 연구에서는 음식을 씹는 횟수와 치매의 위험도 사이에 상관이 있다고 보고한 바 있다. 평소 식사를 할 때 천천히 여러 번 씹어 먹는 습관을 갖는 게 좋겠다.

그렇다면 완치가 되는 치매도 있다는데 어떤 경우 완치가 가능할까?

초기에 발견하여 치료한다는 가정 하에 갑상선 기능 이상, 비타민 부족, 뇌종양, 뇌수종 등은 완치될 수 있는 대표적 질환이다. 단 시기를 놓치면 치료해도 치매상태에 머물 수 있다. 또한 혈관성 치매의 경우, 이론적으로는 혈관건강을 유지하면 더 나빠지는 것을 막을 수 있다.

혈관성 치매는 주로 약물로 치료하게 된다. 혈압약, 뇌혈관확장제, 혈소판 억제제 등을 사용하지만, 아직 효과에 논란이 있다. 알츠하이머 치매에 쓰는 약들이 효과가 더 좋다는 것이 증명되어 있다.

치매의 절반정도를 차지하는 알츠하이머병도 약물로 조절을 할까?

치료는 크게 질병을 없애는 경우와 증상을 없애거나 조절하는 경우로 나눈다. 암 같은 경우는 수술을 통해 제거함으로써 질병 자체를 없애는 치료다. 그러나 노년에 흔한 대부분의 만성 퇴행성 질환들과 심혈관 질환들은 완치가 불가능한 경우가 많기 때문에 증상을 효율적으로 잘 조절하여 질병의 악화와 합병증을 예방하는 것이 목표가 된다. 고혈압, 당뇨, 관절염 등 흔히 알고 있는 노인병들 중 약물로 완치되는 병은 없다. 치매도 그런 면에서 마찬가지다. 치매약을 복용한다고 해서 암처럼 완치되는 것은 아니지만 치매의 악화를 지연시키기고 치매로 인해 발생하는 다양한 증상과 합병증을 경감시키고 예방하게 되는 것이다. 이런 목적에서 볼 때 현재 치료제들이 아직 만족할 만한 수준은 아니지만 큰 도움을 되는 것은 사실이고 현재 많은 신약들이 임상시험 중에 있으므로 조만간 보다 효과적인 치료제를 이용할 수 있을 것이라 기대된다. 또한 약물치료뿐만 아니라 시간차 회상훈련과 같은 인지재활치료를 통해 증상개선과 진행의 지연을 꾀할 수 있다.

그렇다면 치매 환자들이 받는 인지재활치료의 효과는 어느 정도 기대할 수 있을까?

인지재활치료 중 기억을 증진시키는 훈련은 초기일수록 효과와 만족도가 높다. 이는 치료기전 자체가 치매 초기 건망증의 주된 원인이 되는 '사과는 빨간색이다'와 같이 의식적으로 떠올리는 외현기억의 감퇴를 치매 중기까지 잘 보존되는 무의식적 기억인 내현기억으로 전환시키는 것이기 때문이다. 보건복지부에서 가정에서 가족들이 환자와 함께 훈련할 수 있는 동영상을 담은 전자책을 발간하기도 했다.

집에서 치매 환자를 돌볼 때는 자꾸 깨우치려고 강요하거나 부담을 주면 안 된다. 배우자나 자녀들이 좋다는 것들을 마구 강요하는 경우가 있는데, 운동과 마찬가지로 뇌의 사용 역시 스트레스를 받으면서 하면 오히려 독이 된다. 또한 무작정 우기는 것에 감정을 담아서 반응하지 마라. 예를 들면, 식사를 하고 자꾸 또 달라고 하면, "아까 드셨잖아요" 라고 하지 말고 "알겠습니다. 조금만 기다려 주세요."라고 하는 것이 좋다.

치료가 어려운 만큼 미리미리 예방하는 게 무엇보다 중요할 것이다. 그렇다면 예방을 위해 호두 같은 견과류를 평소에 자주 먹으면 효과가 있을까?

연구에 따라 차이가 있지만 치매예방에 도움이 되거나 최소한 손해가 되지 않는다고 알려진 영양소나 음식들이 있다. 호두는 불포화지방산이 많아서 뇌기능을 향상시켜 치매에 도움된다. 이 외에도 아미노산이 풍부한 굴, 뇌세포를 이루는 레시틴 성분이 많은 해바라기씨, 오메가 3가 풍부한 연어 등이 치매예방에 좋다.

평소에 두뇌를 자극할 수 있는 운동 중 걷기는 신체를 건강하게 할 뿐 아니라 기억력 유지 등 뇌건강에도 좋다. 일주일에 10킬로미터 이상 꾸준히 걸어라. 유산소 운동은 뇌에 에너지를 공급해 뇌기능 퇴화를 막아준다.

그 외에 왕성한 지적활동, 규칙적인 운동, 고른 영양섭취가 무엇보다 중요한 예방법이다. 그리고 치매의 위험을 높이는 술과 담배를 삼가야 하고 고혈압, 당뇨, 고지혈증, 뇌졸중과 같은 질환이 있으면 악화나 재발이 되지 않도록 잘 관리해야 하며 우울은 치매의 위험을 배로 높이는 만큼 적극적으로 치료해야 한다. 무엇보다 조기에 발견할 수 있도록 정기적으로 인지건강에 대한 건강검진을 시행해야 한다. 직접 병원의 치매나 노화성 인지감퇴증 클리닉을 방문해도 되고 보건복지부에서 전국 보건소를 통해 시행하고 있는 치매조기검진사업에 참여해도 좋다.

　치매를 잘 관리하고 예방할 수 있는 방법에 대해 많은 이야기를 했지만 무엇보다 중요한 건 실천이다. 오늘 바로 시작해 보자. 아울러 보건복지부 주관으로 '치매관리법' 제정을 위한 작업이 진행되고 있다. 정부와 지방자치단체들이 치매 환자와 가족을 보다 안정적이고 효과적으로 도울 수 있도록 법 제정에 많은 관심을 가져보자.

13

울화가 치민다, 열불난다

화병

현대인이 자주 쓰는 외래어 중의 하나가 스트레스라는 말이다. 그만큼 스트레스에 많이 노출되어 있다. 현대인들이 스트레스를 받는 이유는 아주 다양하다. 개인적으로는 자녀나 남편, 혹은 부인 등 가족 때문에, 직장문제, 돈 문제 때문에, 사회적으로는 장기적인 경제난으로 인한 심리적 위축 등 아무리 완벽해 보이는 사람이라도 스트레스를 안 받으며 살 수는 없는 세상이 되었다. 스트레스는 만병의 근원인데, 바로 직접적인 병이 '울화가 치민다!', '열불난다!'로 표현되는 화병이다.

전통적으로 사회적 약자인 주부들에게 많이 나타났지만 최근엔 중년 남성과 젊은층에서도 화병의 발병률이 크게 늘고 있다. 우리나라에 특히 많아서 국제적인 명칭도 우리말 표현 그대로 hwabyung이 되었다는 화병! 누구나 조금씩은 가지고 있는 거라고 치부했다가는 큰코 다칠 수 있다. 화병의 모든 것을 한방으로 알아보자.

어렸을 적 누구나 한번쯤은 어머님이 '내가 너 때문에 화병 나서 죽겠다'고 하소연 비슷하게 말하는 걸 들어본 적이 있을 것이다. 화병도 하나의 질환일까?

1996년 미국정신학회에서 신경정신질환의 하나로 인정, 화병이라고 지칭했다. 화병은 분노와 관련된 장애이다. 여러 정신장애 가운데 우울증이나 불안장애는 다뤄지고 있는데 분노와 관련된 장애는 별로 다뤄지고 있지 않다. 그것은 분노를 주로 화가 나는 반응 정도로 여겼기 때문인데, 분노로 인한 여러 가지 건강의 문제 때문에 화병이 중요하다.

또한 화병은 우울증이나 불안장애와도 많이 겹치게 된다. 실제 우울증 환자 50% 정도는 화병을 가지고 있다. 우울증 치료와 화병 치료는 같이 해주어야 치료 효과가 높다.

화병 때문에 병원을 찾는 사람들은 얼마나 많을까? 화병 환자는 약 5% 정도로 추정된다. 그렇지만 실제 환자는 이보다 훨씬 많을 것이다. 질병 이환률이 우울증과 거의 비슷하여 병원을 찾지 않는 화병 환자가 매우 많기 때문이다.

화병은 한국에만 있는 병이란 말도 있는데. 왜 유독 우리나라 사람들한테 많은 걸까?

우리 고유의 병인만큼 한국적 사회문화적 현상에 의해 생기는 것이 많다. 직접적인 원인은 만성적인 스트레스에 의하지만 간접적인 근본적인 문제는 한국인만이 가진 특징적 정서가 작용한다. 첫째, 유교적 가족관에 기인하고 둘째 한국인 고유의 정서인 한이 원인이 되기도 한다. 속으로 삭히는 과정에서 화병의 증상을 키우게 되는 것이다.

그렇다면 화병은 너무 참기 때문에 생기는 걸까? 근본적 원인은 무엇일까?

화병은 만성적 분노의 억제에서 비롯된 것으로 억울하고 분한 일을 장기간 마음에 쌓아두면 발생하게 된다. 특이한 것은 환자 자신은 그 원인에 대해 비교적 분명하게 인식하고 있는 경우가 많다. 흥미로운 것은 조선왕조실록을 조사해 본 결과 화병 및 화병과 유사한 단어가 무려 30여 회나 나타났다고 한다. 화병이 과거 한국 사회에서 사회계층이 낮은 사람들이 억압을 받아서 많이 생긴다고 보고 있는데, 조선왕조실록을 보면 왕실에서의 생활도 정신적 억압을 많이 주는 모양이다.

결국 화병은 누구에게나 생길 수 있다는 것인데 주로 스트레스와 밀접한 관련이 있다. 스트레스란 원인이 어떻게든 작용해 화병이 생겼다는 점에서 화병도 일종의 스트레스성 질환이다. 그러나 화병은 일반적인 스트레스로 인한 질환과 몇 가지 차이가 있다.

1. 현재 스트레스를 받지 않는 상황에서도 화병 증상이 나타난다.
2. '안 참으면 어떡할 거야', '내가 참는 것이 이기는 것이다' 등 참아서 생기는 경우가 많다.
3. 일반적인 스트레스성 질환은 갑자기 스트레스에 노출되었을 때 생기는데, 화병은 6개월 이상 장기간 스트레스에 노출되었을 때 생긴다는 것이 다르다.

화병은 중년 여성에게 많이 나타난다. 중년에 접어들면 시기적으로 남편의 내조와 자식의 뒷바라지가 우선시되기에 자기 주장을 제대로 할 수 없는 상황에 직면하게 된다. 예를 들어 남편 사업이 안정될 때까지, 자녀가 대학 들어갈 때까지 등 일정 시점까지 스트레스를 방어 없이 직접 받아들이는 시기이기 때문이다. 신체적으로도 이 시기는 노화가 시작되므로 질병에 자주 노출되고 체력적으로 약해지는데 가족 앞에서 본인이 얼마나 힘든지 표현하기 쉽지 않은 것이 현실이다. 그래서 중년 이후의 여성에게서 화병이 많이 나타난다.

하지만 요즘은 남성 화병 환자의 증가도 만만치 않다. 남성들이 주로 화를 잘 참지 못하고 밖으로 표출하는 것이 일반적이었지만 점차 화를 참을 수밖에 없는 환경 속에서 남성 화병이 증가하게 되었다. 예전 같으면 가정에서 해결을 시도했지만 요즘은 가정에서도 해결을 하지 못하고 있다. 90년대까지는 남성 환자가 전체 화병 환자 중 10% 미만이었지만 외환위기를 겪으면서 2000년대 중반에는 약 27%까지 증가하게 되었다. 그리고 계속해서 늘고 있는 추세다.

또한 십대, 이십대 환자들도 늘어나고 있다. 예전 같으면 잘 참을 수 있는 일들도 요즘은 잘 참지 못한다. 가정 내의 갈등으로 화병이 생기는 경우에도 예전에는 50대 후반에 이르러 더 이상 못 참겠다고 하소연 했지만 요즘은 결혼 후 1~2년 사이에 문제가 발생한다. 이혼연령도 점차 낮아지고 있다. 또한 직장인, 학생들의 화병도 심각한 문제로 대두된다. 직장을 꾸준히 다니지 못하거나 학교생활을 견디기 어려워하는 학생들이 모두 잠재적 화병 환자다.

보통 화병의 증상은 가슴이 답답하다, 열이 치밀어오른다 등의 표현을 많이 쓰는데, 화병 자가진단법을 알아보자.

가슴이 답답하거나 숨이 막혀 힘이 든다 ☐

치밀어오르는 느낌이 들어 힘이 든다 ☐

얼굴이나 가슴으로 열감이 느껴진다 ☐

목, 명치에 뭉친 덩어리가 느껴져 힘이 든다 ☐

억울하고 분한 마음이 많이 든다 ☐

마음속에 화가 쌓여 있거나 분노가 치민다 ☐

가슴이 답답하거나 숨이 막혀 힘이 드는 증상은 화병의 두드러진 증상이다. 해결되지 못한 문제가 가슴에 남아 있어 가슴이 답답하고 또 가슴에 머무는 것이 오래되면 치밀어오르는 증상이 나타난다.

얼굴이나 가슴에서 열감이 느껴지는 경우. 인체 윗부분의 열감은 대낮부터 과음한 것처럼 느껴지고 열이 가라앉으면서 식은땀이 부분적으로 나기도 한다. 목과 명치에서 덩어리가 느껴져 식도나 기도의 문제로 여기고 내과를 찾아가는 경우가 많다. 내과에서 잘 해결되지 않으면 화병일 가능성이 높다. 한의학에서는 매핵기(梅核氣)라 하여 매실 열매의 씨앗이 목구멍에 걸려서 답답함을 호소하는 것으로 알려져 있다. 목 속의 이물질을 계속 뱉으려고 하거나 가슴을 문질러서 덩어리를 풀어내려는 동작을 많이 하게 된다. 또한 억울하고 분한 마음이 많이 든다, 마음속에 화가 쌓여 있거나 분노가 치민다!

억울함과 분함, 그리고 분노는 화병과 다른 질환과 나누는 중요한 감별점이다. 화병을 분노장애라 부르는 이유도 여기에 있다. 그렇지만 이 분노는 화병의 주요 원인이기도 하지만 문제를 해결하고자 하는 의지이고 열정일 수도 있다. 그렇기 때문에 어떻게 적절하게 화를 낼 것인가를 안다면 화병과 여러 정신적인 문제를 해결할 수도 있다. 자신의 분노를 어떻게 상대방에게 전달하고 문제를 해결하냐가 중요하다.

일반적으로 화병 증상은 서로 연결되어 나타나므로 위에서 말한 증상이 단독으로 나타나는 경우는 드물고 경중의 차이는 있지만 대부분 복합적으로 나타난다. 정확하게는 6개월 간 숨이 잘 막히고 덩어리가 가슴에 얹혀 있는 듯한 답답함과 치밀어오르는 분노 같은 느낌을 함께 경험하면 화병으로 진단될 수 있다.

자가진단법에서 나온 6가지는 대부분 심적인 증상이다. 신체증상으로는 어떤 것들이 나타날 수 있을까? 심리적으로 분한 마음을 신체적으로 표현한 것으로 한국 사람만이 가지는 마음의 불편함이라고 볼 수 있는데, 구체적인 신체증상으로는 입이 마르거나 목이 마르는 현상이 나타난다. 그리고 두통이나 어지러움, 수면장애, 심계항진 등 주로 자율신경계 이상으로 나타나는 증상들이 있다.

화가 무조건 나쁜 것만은 아니다. 한의학적으로 화는 오행 중의 하나로 심(心)을 의미하며 심은 한의학에서 감정을 표현하는 대표적인 장기로 보고 있다. 즉 절제되어 있지 않은 순수한 인간내면의 원초적 감정 표현이므로 적절하게 표출되면 오히려 삶을 원기왕성하게 하는 에너지원이 될 수도 있다. 화는 적절하게 활용하여 잘 푼다면 오히려 생활의 활력소가 될 수 있다.

화병 검사로는 면담, 적외선 체열검사, 심박동변이도 검사, 맥전도 검사가 있다.

화병 환자의 증상에 대한 자세한 면담은 화병을 진단하는 데 가장 중요하다. 화가 어떻게 분포되어 있는가도 중요한 문제다. 주로 얼굴과 목에 치우쳐 있는데 화를 내리는 약의 사용의 기준인 심박동변이도는 자율신경의 균형도를 측정하는 자료로 활용된다. 교감 신경과 부교감 신경의 밸런스, 신경의 예민 정도를 알 수 있다. 맥전도는 현재의 체력상태를 보는데 스트레스에 대해 인체가 가지고 있는 저항력을 가늠한다.

적외선 체열검사의 경우 화가 뭉친 자리가 빨갛게 표시된다. 태음인의 성정은 음흉한 면이 많아 분노나 갈등을 외부로 발산하지 않고 감추는 경향이 있어 화병도 오랜 시간이 지나서 나타나고 심리증상을 많이 보인다. 소음인은 외부 스트레스에 대해 예민해서 화병 유병률이 높고 증상도 다양, 만성화되는 경우가 많다. 소양인은 자신의 자존감에 상처를 받으면 화병이 생기며 열증상을 주로 호소한다. 병정의 경과도 짧은 것이 특징이다.

화, 평소에 잘만 풀면 오히려 건강에 도움이 되는데, 과연 어떻게 푸는 것이 좋을까?

Q 초콜릿, 사탕 등 달콤한 음식을 먹는다?

A 일반적으로 스트레스가 발생하면 스트레스 관련 호르몬의 작용으로 당분섭취를 촉진할 수 있다. 단 것을 먹으면 심리적으로 위안이 잠시 될 것이다. 하지만 이것으로 화가 풀린다곤 볼 수 없다.

Q 저녁에 와인 한 잔으로 피로를 푼다?

A 술은 음주 당시의 감정상태에 따라 받아들이는 느낌이 다르므

로 화가 절정에 다다른 상태라면 주의를 해야겠지만 분노가 어느 정도 가라앉은 상태이고, 또한 혼자가 아니고 본인의 화난 이유를 충분히 이해해 줄 수 있는 사람 함께 있다면 긍정적으로 받아들일 수 있다. 하지만 반복되는 음주는 반드시 피해야 한다.

Q 냉장고 속 반찬을 모두 꺼내 고추장에 비벼 먹는다?

A 스트레스 풀려고 많은 사람들이 사용하는 방법이다. 하지만 음식으로 푸는 걸 권하지 않는다. 분노가 풀리긴 하겠지만 이후 후회를 한다면 분노는 다시 증폭된다. 고추장과 같이 매운 음식은 화가 났을 때 일시적으로 자신의 감정을 토닥이는 데 도움이 되기도 하지만 반복되면 도리어 기를 상기시키고 쉽게 분노하게 만든다. 또한 급한 성격을 만든다.

Q 빨래나 청소 등을 한다?

A 지금까지 나온 방법 중 가장 안전한 방법이다. 끝나고 나면 만족감도 높아질 수 있다. 하지만 이 경우도 분노 문제를 다른 행동으로 푸는 것으로 그쳐선 안 된다. 종로에서 맞은 뺨은 아무리 한강에서 화풀이한다고 해결되는 것이 아니다. 또한 분노가 더욱 심해질 수도 있다. 빨래를 하면서 칼을 갈 수도 있다.

화병은 예방과 함께 치료가 중요하다. 특히 화병의 경우 답답한 가슴과 열감이나 치밀어오름 같은 특징적인 증상을 효과적으로 조절하는 것이 중요하다. 이런 증상이 개선돼야 사소한 일에도 쉽게 화를 내는 생활 패턴이 바뀌고 우울증으로 넘어가지 않는다. 특히 우울증 치료를 할 때에도 화병 여부를 확인하여 증상을 개선시켜 주어야 한다.

평소 화병을 예방하려면 본인이 즐겨하고 몰입할 수 있는 것이 있다면 좋다. 한의학적으로 화는 불의 기운이고 이는 위쪽으로 올라가고 외부로 발산한다. 그러므로 신체적, 심리적 이완을 유도하여 화의 기운을 갈무리할 수 있는 호흡법이나 스트레칭 및 요가 같은 것이 추천된다. 이외에도 등산이나 삼림욕도 권할 만하다. 가장 중요한 건 언제, 어디서라도 쉽게 할 수 있는 게 좋다.

그렇다면 화병에 도움이 되는 음식이나 한방차가 있을까?

열 증상이 난다고 찬 음식을 먹거나 열을 발산한다고 맵고 더운 음식을 먹는 것은 화병은 크게 도움 되지 않는다. 그리고 폭식을 하면 우선은 화가 가라앉는 느낌이 나지만 다음에 화가 날 때는 그 이상의 음식을 짧은 시간 안에 섭취해야만 이전의 느낌을 가지기 때문에 특히 폭식은 주의해야 한다. 마시는 차 종류 중에는 하엽이라 해서 연잎차나 치자차가 마음의 화기를 내려주는 효과가 있어 도움이 된다.

14

대한민국 대표 성인병

당뇨

1970년대에는 50만 명도 채 되지 않았는데 현재는 무려 10배로 증가한 질환이 있다. 건강보험심사평가원에 의하면 국민 10명당 1명 꼴, 약 500만 명이 이 병을 앓고 있다. '완치가 어려운 병, 질환 자체보다는 합병증이 더 무서운 병, 대한민국 대표 성인병' 등으로 일컬어지는 병, 그것은 바로 당뇨병이다. 최근에는 20, 30대 젊은 당뇨 환자들이 늘고 있어서 당뇨병 환자는 계속 늘어날 전망이다. 당뇨 자체는 목숨을 위협하지 만 합병증으로 실명, 발 절단, 사망에까지 이를 수 있기 때문에 철저한 관리가 꼭 필요한 질병이다. 하지만 만성질환 중에서도 관리가 어려운 게 당뇨병이기도 하다. 당뇨병의 원인과 잘못 알려진 상식 등에 대해서 정확히 알아보고 당뇨 환자들이 꼭 지켜야 할 식생활 수칙과 운동법, 합병증 예방법까지 꼼꼼하게 살펴보자.

당뇨를 대한민국 대표 성인병이라고 부르는 이유는 명백하다. 당뇨병 환자는 전국민의 10%, 500백만 명 정도로 추산된다. 선진국이 5% 미만인 것과 비교하면 상당히 높은 수치이다. 게다가 우리나라 당뇨병 환자는 매년 10% 증가, 2030년에는 700만 명 이상이 당뇨병 환자가 될 가능성이 크다. 그야말로 당뇨병 대란이 올 수 있다.

아무래도 당뇨는 연령이 높을수록 많이 발생하게 된다. 40대부터 증가하기 시작해서 50대 이상의 환자가 80% 가까이를 차지한다. 30대부터 50대까지는 남성이 여성보다 약 2배 정도 많고, 60대로 넘어가면 여성 환자가 더 많아진다. 이는 남성은 직장생활을 하는 등 가장으로서의 책임감 때문에 많은 스트레스를 받게 되는데 이를 적절히 해소하지 못하기 때문인 것으로 나타났다.

당뇨병의 증상	
3多(다음, 다뇨, 다식)	☐
심한 피로감	☐
전신의 가려움	☐
체중 감소	☐
눈이 침침하고 시력이 떨어진다	☐

이외에도 변비나 설사, 반복적인 감염증 등이 나타나기도 하는데 가장 흔한 증상은 무증상이다. 따라서 많은 수의 환자들이 당뇨병이 발생한지도 모르고 많은 시간이 경과되어 합병증이 오고 이로 인한 증상이 나타나면 병원을 찾게 되는 경우가 있다.

당뇨검사는 혈당검사, 합병증 검사로 이루어진다. 혈액으로 당뇨인지를 알아보는 혈당검사의 경우 당수치로 결정이 된다. 공복 시와 식후 2시간 후 혈당을 모두 재어서 당뇨를 판단하는 것이 중요하다. 정상은 공복 110, 식후 2시간은 140 미만이어야 한다. 하지만 당뇨는 공복 126, 식후 2시간 200 이상으로 나타난다. 그리고 그 가운데를 경계선이라고 한다. 경계선에 있다는 건 언제라도 당뇨가 생길 수 있다는 걸 의미한다. 우리나라 국민 중 당뇨병 직전 단계인 전당뇨 상태의 인구가 무려 30% 가량으로 추정되고 있다. 전체 인구 중 무려 1500만 명 가량이 경계선상에 있는 셈이다. 이런 사람들은 평소에 식습관이나 운동 등으로 조절을 해야 당뇨로 이어지는 걸 막을 수 있다.

혈당검사는 일반적으로 아침, 점심, 저녁 식전에 하는 것이 좋다. 그리고 취침 전에 해서 하루 종일 변화를 보는 것이 바람직하다. 혹은 아침식 전과 식후 2시간째 혈당검사를 하는 것으로 대치할 수도 있다. 임신 중이거나 몸이 아픈 경우엔 좀 더 철저히 검사를 해야 한다.

- 당뇨병은 단 것을 많이 먹으면 생길 수 있다?   O
- 당뇨병은 유전병이다?   X
- 공복혈당이 정상이면 당뇨병이 아니다?   X
- 당뇨 초기에는 식생활습관만으로 혈당을 조절할 수 있다?   O
- 당뇨약은 평생 먹어야 한다?   X

당뇨병은 유전적인 소인이 매우 강한 병이다. 그러나 유전병이라고 하지는 않는데 이는 당뇨병이 유전으로만 발생하는 것이 아니기 때문이다. 즉 유전적 소인이 있어도 건강한 생활을 하면 당뇨병에 걸리지 않을 수 있다는 것이다.

당뇨 자체가 목숨을 위협하진 않는다. 하지만 당뇨의 합병증은 머리부터 발끝까지 신체 모두에서 생길 수 있다는 것 때문에 위험하다. 또한 생명까지 위협하는 심각한 심혈관 질환이나 실명, 발절단 등이 가져올 수 있다. 이는 전신에 혈액이 제대로 공급되지 않기 때문에 생기는 것이다.

당뇨병으로 인해 생기는 합병증	
신경장애(족부질환)	망막증(실명)
대혈관 질환(뇌졸중, 심근경색증)	신장병

당뇨병 환자 70% 이상이 손가락과 발가락에 저리고 감각이 둔해지고 통증을 느낀다. 60대에 가장 많이 발생해서 노인 환자들이 특히 조심해야 한다. 고혈당 상태가 지속되면 갑자기 발병하고 악화가 금방 되어 심하면 발을 절단하는 경우도 있다.

망막증, 실명은 당뇨 환자 중 40% 이상에서 발병한다. 안구 속에 있는 망막에 모세혈관이 분포되어 있는데 그 모세혈관에 손상이 생겨 발생하는 경우다. 사고로 인한 실명 다음으로 실명이 되는 큰 원인이 당뇨병이다. 당뇨병 환자의 60% 이상이 결국 대혈관 합병증으로 사망하게 된다. 따라서 건강수명을 잘 유지하기 위해서는 대혈관 합병증을 예방하는 것이 중요하다.

합병증은 신장병까지도 유발한다. 사구체라는 모세혈관이 손상되어 발병하는 신장병이 유발된다. 제1형 당뇨병 환자의 20~40%, 제2형 당뇨병 환자의 10~20%에게 발병한다고 집계된다.

당뇨 치료는 식이요법, 운동요법, 약물치료 등으로 이루어진다. 가장 안전하고 많이 추천하는 운동은 걷는 것이다. 그러나 건강만 허락한다면 점차 운동강도와 양을 내 몸에 맞게 적절하게 증가시켜야 한다. 그리고 체형에 따라 유산소 운동과 근육운동을 적절하게 배분하는 것이 중요하다.

당뇨병 환자들의 경우 발관리가 무엇보다 중요하다. 발을 관찰하며 잘 씻기, 발톱 자르기, 로션 바르기, 양말 잘 신기, 좋은 신발 신기 등 당뇨병 환자의 발관리는 세세하게 이루어져야 한다.

15

말 못할 국민 질병

치질

국민 MC, 국민 가수, 국민여동생, 이렇게 대표적인 사람에게 붙여주는 수식어 '국민'! 질병에도 '국민질병'이 있다. 그만큼 많은 사람들이 걸리는 질환이라는 말인데 바로, 항문질환, 치질이다. 놀랍게도 우리나라 50세 이상 국민의 절반 이상이 앓고 있고 또 거의 모든 사람이 평생 한번정도는 경험하게 되는 질병이 치질이다. 수술도 가장 많이 받는다. '병은 소문내라'는 말도 있지만 차마 입에 담기 부끄럽고 민망해서 혼자 끙끙 앓다가 찢어지는 고통이 참을 수 없을 정도가 돼서야 병원을 찾게 되는 대표적인 질환이기도 하다. 하지만 빨리 대처하면 수술까지 가지 않고 간단한 관리와 생활습관으로도 치료가 가능한 것이 치질이다.

한국인이 가장 많이 받는 수술이 치질이다. 최근의 수술통계를 보면, 우리가 보통 치질이라고 알고 있는 치핵수술을 받은 환자가 27만 명으로 백내장, 제왕절개술보다 높게 나타났다. 경제 성장과 함께 과거에는 하찮은 질환이라 여기고 참고 지내왔던 질환이 여유가 생기고 전국민 보험시대가 열리면서 치료받기를 원하는 국민들이 많이 늘기 시작한 것이다.

그렇다면 정확히 치질은 어떤 질환일까?

항문에 생기는 질환을 총칭해서 치질이라고 말한다. 치핵, 치열, 치루 등이 있고 이중 치핵이 약 70%를 차지하고 있으며 일반인들은 치핵을 치질이라고 혼동해서 부르고 있다.

치질이라는 질환이 우리 몸의 조금 부끄러운 곳에 위치하다 보니 쑥스러워 병원에 잘 안 가게 된다. 한 병원의 설문조사에 따르면 치질임을 알고도 병원에 오기까지 10년 이상 걸렸다는 사람이 무려 43% 정도다. 처음에는 사소하게 생각하다가 합병증이 생기도록 병을 키워서 출혈이나 통증이 발생하면 그 때서야 병원을 찾는 사람도 많다.

증상에 다른 항문질환		
치핵	**치열**	**치루**
항문에 뭔가 나와 있는 것 같은데…	배변 후 통증이 심하고 휴지에 피가 묻는다면…	항문 주위에 염증이 있고 고름이 나온다면…

치핵은 치상선을 경계로 안쪽에 생기는 것이 내치핵으로 심하지 않은 경우 통증 없이 출혈을 보인다. 심해지면 항문 밖으로 빠져나오고 불편감과 통증을 유발할 수 있다. 치상선 바깥쪽에 생기는 외치핵은 주로 멍이 들게 되고 통증을 유발하는 경우가 많다.

2도 이상의 내치핵이 있는 경우 항문 밖으로 돌출이 되며 저절로 들어가고 크게 불편하지 않다면 보존적 치료로 조절이 가능 하다. 하지만 출혈이나 통증이 심한 경우 수술이 필요할 수도 있다.

배변 후 통증이 심하고 휴지에 피가 묻는다면 치열이다. 치열이란 항문 점막이나 괄약근에 섬유화 변성이 생기고 이로 인해 탄력이 떨어지고, 점막이나 점막하 조직이 찢어져서 통증과 출혈 증상이 생기게 된다.

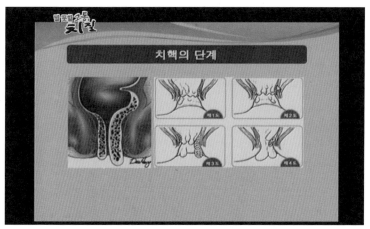

▎치핵의 경우 남녀의 비율은 비슷하나 치루의 경우에는 남성이 4배가량 많다.

항문 주위에 염증이 있고 고름이 나오면 치루이다. 치루는 항문샘의 염증으로 인하여 생기며 급성기에는 고름이 차서 빨갛게 부풀어오르며 통증이 심할 수 있다. 만성으로 치루가 되면 항문 옆에 종기가 보이거나 샛길이 생기고 고름 같은 분비물이 나온다.

치질은 요즘 서구화된 식생활 형태 때문에 더욱 나날이 증가하고 있다. 섬유질 섭취가 줄고 동물성 단백질의 섭취가 증가하기 때문에 항문질환이 증가하게 되었다. 이러한 상황들은 복압이 증가하거나 항문정맥총 혈액순환에 지장을 가져와서 치질의 원인이 된다. 직업적으로는 자세 변화 없이 오래 앉아서 일하는 직업, 예를 들면 운전을 오래하거나 컴퓨터 관련 종사자 등이 많아진 것도 우리나라 치질 발생률이 증가한 이유 중의 하나다.

치질 환자의 남녀 비율은 거의 비슷하나 최근 여성의 비율이 조금씩 늘고 있다. 여성에서 변비의 유병률이 높은데, 최근에 다이어트 등으로 식이가 부족하여 변비를 악화시키는 경우가 많으며 임신과 출산 시 호르몬의 영향과 복압의 증가하는 것 등이 원인이 된다.

치핵의 경우 남녀의 비율은 비슷하나 치루의 경우에는 남성이 4배가량 많다. 이는 남성의 괄약근이 여성보다 튼튼하여 항문샘에 염증을 유발하는 경우가 많으며 음주로 인한 잦은 설사나 면역력 저하 등이 원인으로 여겨진다. 반면 치열의 경우에는 변비의 유병률이 높은 여성에서 약 2배가량 많이 발생한다.

치질 검사법으로는 수지검사, 항문경 검사가 있다. 피가 나거나 배변 시 통증이 있으면 무조건 검사를 받아야 한다. 아무런 이유 없이 혈변이 있거나 항문 통증이 오지는 않는다. 특히 50세 이상인데 혈변이 있는 경우에는 직장암과 같은 심각한 질환과 감별해 주는 것이 중요하므로 기본 검사 이외에 대장내시경을 통해서 다른 동반질환이 없다는 것을 확인할 필요가 있다.

OX로 알아보는 치질

Q 치질은 지저분해서 생기는 병이다?	X
Q 치질은 재발이 잘 된다?	X
Q 치질 오래두어도 암이 되진 않는다?	O
Q 치질은 유전된다?	X

Q   치질은 지저분해서 생기는 병이다?

A   대부분의 치핵은 치핵정맥총의 울혈과 항문쿠션의 탈출로 생기며 지저분하다고 더 잘 생기는 것은 아니다. 물론 농양이나 치루가 생길 가능성은 있다.

Q 치질은 재발이 잘 된다?

A 항문은 360도 원통형으로 구성되어 있어 잘 보이지 않아 생기는 오해이다. 재발했다고 생각하지만 다른 부분에 새로운 발생한 것일 때가 많다.

Q 치질, 오래 두어도 암이 되진 않는다?

A 치질이 혹시 대장암으로 발전하는 건 아니냐 걱정 하는 사람도 있지만 그렇지 않다. 발생과정이 완전히 다르기 때문이다. 그러나 드물지만 치루의 경우 오래 방치해 두면 암으로 발전할 수도 있다. 피가 나오면 아무래도 대장암이 아닌가 의심부터 하게 된다. 치질의 경우 대부분 선홍색이 출혈이 보이고 경우에 따라서는 배변 시 뿜어내는 듯한 출혈이 있을 수 있다. 반면 대장암의 경우에는 조금 진한 붉은색을 보이는 경우가 대부분이다. 하지만 선홍색의 출혈이 있다고 대장암이 아니라고 할 수 없으므로 항문 출혈이 지속되는 경우에는 대장내시경 등의 정밀검사를 받아보는 것이 권장된다.

Q 치질은 유전된다?

A 치질 유전자는 확인된 바가 없다. 그러니까 대를 이어 전달되는 유전질환이 아니다. 대신에 가족력이 있을 수 있다는 것이 더

정확한 표현이다. 이것은 가족들이 유사한 생활습관을 가지고 있기 때문인 것으로 보인다. 같이 사는 가족은 식생활습관, 배변습관이 비슷한 경우가 있는데 예를 들어 육식을 많이 하는 도시의 가정이 치질빈도가 높고 식이섬유를 많이 하는 농촌의 가정은 치질빈도가 낮다.

치질에는 좋은 운동과 나쁜 운동이 있다.

복압이 올라가는 운동, 특히 순간적으로 힘을 많이 주는 웨이트 트레이닝이나 골프, 씨름, 역도 등은 치질에 좋지 않다. 치질 예방에 도움이 되는 운동은 수영과 경보다. 가벼운 걸음으로 빨리 걷는 경보는 혈액순환을 촉진시켜 혈관이 늘어나는 울혈이 생기는 것을 막아주기 때문에 치질 예방에 좋다. 이러한 운동들은 자율신경 지배를 받는 장운동을 증가시켜 배변을 원활하게 해주지만 운동요법만으로 치료가 되는 것은 아니다.

우리가 흔히 알고 있는 괄약근 운동인 케겔 운동은 변비나 변실금 환자에게 도움이 된다. 이는 건강한 배변습관을 유지하는 데 도움이 되며 특히 출구 폐쇄성 변비가 있는 경우 이를 통해 과도한 힘주기를 피하게 되어 효과를 볼 수 있다.

1. 적당한 음주

2. 복압이 올라가는 과도한 운동의 자제

3. 설사와 변비를 피하는 식단조절

4. 올바른 자세로 생활

5. 하루 1~2번 정도의 가벼운 좌욕

그렇다면 식단은 구체적으로 어떻게 짜는 게 좋을까?

변비를 예방해 주는 식이섬유 식사가 치질예방에 가장 좋고 설사가 나오는 자극적인 식생활은 피해야 한다. 즉 변비의 예방과 치료는 치핵의 예방 및 치료와 같다. 현대의 식생활에서 식이섬유 섭취는 부족하기 쉽고 식품에서 섭취할 경우 권장량보다 다소 많이 섭취해도 별 부작용이 없으므로 도정도가 낮은 쌀을 먹고 과일, 채소, 두류, 해조류 등의 섭취를 많이 한다. 채소류는 양배추, 배추, 무, 시금치, 고사리, 고구마, 감자, 토란, 콩류는 팥, 완두콩, 강낭콩 등이 좋다. 과일류는 과일주스, 사과, 배, 포도, 수박, 살구 등, 해조류는 김, 다시마, 미역, 파래 등을 골고루 먹는 게 좋다.

16

인체의 정수기가 고장났다

콩팥병

우리나라 30대 이상 성인 7명 중 1명으로 약 600만 명이 앓고 있으며 최근 5년새 66%나 증가했지만 콩팥병에 대해 정확히 아는 사람은 단 3%에 불과하다. 각종 노폐물과 수분을 제거, 인체의 필터 역할을 해주는 콩팥에 이상이 생기는 콩팥병은 사람들의 무관심 속에 환자 수가 급격히 증가했다. 20여 년 전에 비해 무려 20배가량 환자수가 증가했는데, 이제는 관심을 가질 필요가 있다.

우리가 보통 가장 무서운 질환 하면 암을 떠올린다. 그런데 5년 평균 생존율을 보면 암은 59.5%인데, 콩팥의 기능을 완전히 상실한 말기 콩팥병의 경우는 39.3%에 불과, 암보다 치명적일 수 있다. 한번 망가지면 완전히 회복할 수 없는 만성콩팥병에 대해서 알아보자.

콩팥이 우리 몸에서 정확히 어떤 역할을 하는지부터 알아야 할 것 같다. 콩팥의 역할은 우선 혈액을 걸러서 소변으로 노폐물을 배설시키는 일을 한다. 심장으로부터 뿜어져 나오는 혈액이 분당 5L 정도인데, 그중에 1/4 내지 1/5이 콩팥에 도달하고 그로부터 하루에 약 180L가 사구체를 통해 여과된다. 그러나 이것이 그대로 소변으로 나오는 것이 아니고, 긴 세뇨관을 지나면서 필요한 것들을 다시 재흡수하고 불필요한 물질들은 분비시켜서 우리 몸의 수분, 염분, 칼륨, 칼슘, 인 등이 모두 일정하게 유지되도록 하는 역할이 있다. 그 밖에 소변을 통해 약물과 독소를 제거시키는 해독기능이 있고, 내분비-대사 기능의 일환으로 호르몬도 분비하고 포도당, 암모니아, 단백질을 처리하기도 한다. 특히 신장에서 분비되는 호르몬은 혈압을 유지하고 골수에서 적혈구를 만들며, 칼슘과 비타민D를 이용해서 뼈를 튼튼하게 만드는 역할을 한다.

콩팥병은 크게 급성과 만성으로 구분할 수 있다. 발생 후 3개월이 지나도록 회복되지 않으면 만성콩팥병이라 하고, 일부에서는 신장배설기능이 떨어지는 만성신부전을 보인다. 우리나라 건강보험 통계자료에 의하면, 만성콩팥병으로 진료받는 환자수가 계속 증가하는 것을 알 수 있다. 2001년 4만 6천여 명이던 것이 매년 증가해서 2008년엔 9만 2천 명을 기록하여 7년 만에 2배나 늘었다.

콩팥병 환자가 증가하는 가장 큰 이유는 당뇨병 및 고혈압과 같은 성인병의 증가에 있다. 당뇨 및 고혈압은 혈관에 손상을 주는 질환으로 앞서 설명 말한대로 신장은 혈관이 뭉쳐져서 만들어진 장기이므로 당뇨나 고혈압을 오래 앓으면 신장이 나빠지게 된다. 또한 과거에 비해 개인이 복용하는 약물의 수와 종류가 증가되면서 약물에 의한 신장 손상 또한 증가되고 있다. 그 외에도 육식이나 패스트 푸드 위주의 식습관, 비만, 수명이 늘어난 것 등도 신장병 증가의 원인이 된다.

성인 7명 중 한 명이 콩팥병이지만 진료받은 환자수는 그에 비해 턱없이 적다. 콩팥병은 일정 수준 이상으로 악화되기 전까지는 환자가 자각할 만한 증상이 없기 때문이다. 또한 증상이 있다 하더라고 소화가 안 되거나, 피곤하다거나, 입맛이 없어지는 등 신장과는 상관없어 보이는 증상들이 대부분이고 실제 소변량이 감소되는 등의 증상은 신장이 거의 다 망가진 다음에 나타나기 때문에 환자들이 콩팥병이 있다는 것을 자각하지 못하는 경우가 대부분이다.

콩팥이 손상된 후 3개월이 된 시점은 아주 중요하다. 즉 3개월이 지나도록 회복되지 않으면 완치되기 어렵다. 그러나 그 손상 원인에 따라서 점차 나빠지는 경우가 있고, 그렇지 않고 증상이 유지되는 경우도 있다. 점차 나빠질 수 있는 요인을 조기에 찾아서 더 악화되지 않도록 관리하는 것이 중요하다.

만성콩팥병, 이런 증상이 나타난다!

혈압이 오른다	☐
눈 주위나 손발이 붓는다	☐
붉거나 탁한 소변을 본다	☐
소변에 거품이 많이 생긴다	☐
자다 일어나 자주 소변을 본다	☐
소변량이 줄거나 소변 보기가 힘들어진다	☐
쉽게 피로감을 느낀다	☐
입맛이 없고 체중이 줄어든다	☐
몸 전체가 가렵다	☐

콩팥을 망치는 잘못된 생활습관에 대해서 알아보자.

단백질 과다 섭취, 염분 과다 섭취, 흡연과 과도한 음주, 불필요한 약제 복용, 비만 등이 콩팥을 망치는 요소이다. 고단백을 섭취하면 콩팥의 여과기능에 부담을 주고 특히 단백뇨를 악화시킨다. 단백뇨는 신장기능을 점차 악화시키는 요인으로 알려져 있다. 따라서 콩팥병 환자들은 고기 같은 육류섭취를 제한해야 한다. 염분은 우리 입맛을 위해 도움줄 뿐 건강에는 해롭다. 몸을 붓게 하고 혈압을 올리게 되기 때문이다. 흡연은 특히 동맥경화를 유발하는

데 콩팥병이 동맥경화와 아주 흡사해서 흡연에 의해 더욱 나빠진다. 콩팥은 원래 우리몸의 밸런스를 맞추는 역할을 하는데 과도한 음주는 이러한 균형을 깨뜨리는 파괴자이고, 모든 약은 독이다라는 말처럼 잠재적 부작용이 있는 약, 혹은 건강식품들이 콩팥을 통해 배설되는 과정에서 콩팥 스스로 손상받을 위험이 커진다. 마지막으로 비만은 고혈압, 당뇨병 혹은 대사증후군이란 형태로 콩팥병 발생을 조장한다. 따라서 소식과 적절한 운동이 필요하다.

만성콩팥병인지를 판단하는 검사는 3개월 이상 콩팥의 기능 혹은 구조에 이상이 있을 때 만성콩팥병이라고 진단한다. 즉 기능에 대한 검사와 구조에 대한 검사로 구분할 수 있는데, 기능에 대한 기초적인 검사가 요검사로 불리는 소변검사와 신장배설기능을 측정하는 혈액검사가 있다. 만약 육안적인 콩팥구조를 확인하고 싶으면 초음파나 CT검사를 시행할 수 있다.

만성콩팥병에는 세 가지 주요 원인이 있다. 우선 신장 자체의 문제인 일차성 질환으로서 사구체신염이 있고, 신장 외 전신질환인 이차성 질환으로서 당뇨병과 고혈압 등이 있다. 또한 다낭신과 같은 가족력이 있는 유전질환도 간혹 있다.

대한신장학회에서 매년 조사하는 자료에 의하면, 말기콩팥병의 원인이 1992년도엔 사구체신염이 가장 많았으나, 이후부터는 당뇨병이 가장 중요한 원인으로 부상했다. 약 10년 전인 92년엔 사구체신염이 25.3%, 당뇨병이 19.5%, 고혈압이 15.4%를 차지했지만, 최근 2008년도에는 당뇨병이 41.9%, 고혈압이 18.7%, 사구체신염이 12.1%를 차지하고 있다.

그런데 왜 당뇨병과 고혈압이 콩팥을 망가뜨릴까?

여러 가지 복잡한 기전으로 신장병을 유발하게 된다. 주로 신장 혈관에 손상을 주고 신장 내의 사구체의 압력을 올릴 뿐 아니라 소변으로 단백질 배출을 늘리고 사구체를 딱딱하게 굳게 만드는 사구체 경화를 유도한다.

콩팥 자체가 당뇨병의 원인은 아니지만, 콩팥기능이 나빠질수록 혈당조절이 어려워지는 것이 사실이다. 한편, 고혈압의 경우는 더 심각해서 만성콩팥병이 진행할수록 고혈압 유병률이 증가한다. 즉 만성콩팥병 1,2기에서는 53.7%, 3기에선 59.5%, 더 진행한 4,5기엔 80% 환자가 고혈압을 가지고 있다. 중요한 것은 이러한 고혈압이 콩팥기능을 더욱 악화시킬 뿐 아니라 전반적인 우리몸의 심혈관계에 좋지 않은 영향을 미치게 된다.

만성신장병 환자들에서는 고혈압을 포함한 전반적인 심혈관계 질환의 빈도가 높기 때문에 요즘 같은 날씨에 특히 주의해야 한다. 갑자기 찬 곳에 노출될 경우 찬 기온이 말초혈관을 수축시켜 혈압이 올라 피를 뿜어내는 심장의 부담이 증가될 수 있고 심장, 뇌 등으로 급격하게 혈류량이 감소되면서 협심증이나 뇌졸중 등이 발생

될 수 있다. 가장 나쁜 상황은 추운 겨울날 밤 배불리 식사를 하시고 갑자기 식당밖으로 나와 찬바람을 쐬는 상황이다.

만성콩팥병의 합병증으로 가장 중요한 것은 심혈관계 질환이다. 그 외에도 콩팥병 환자들은 각종 감염에 취약하고, 빈혈, 전해질 이상, 뼈의 약화, 호르몬 이상과 피부 질환 등 전신의 다양한 합병증이 생기게 된다.

OX로 알아보는 콩팥병

Q 만성콩팥병은 불치병이다?   X

Q 옆구리가 아프면 콩팥이 나쁘다?   X

Q 콩팥이 나쁘면 정력이 떨어진다?   X

Q 콩팥병에는 늙은 호박이 좋다?   X

Q 콩은 만성콩팥병에 나쁘다?   O

Q 만성콩팥병은 유전된다?   X

Q 만성콩팥병은 불치병이다?

A 만성콩팥병은 불치병이 아니다. 정확하게 말하면 치유하기 쉽지 않은 난치병이라 할 수 있다. 사실 병 중에 감기, 폐렴과 같은 감염질환 말고는 완치될 수 있는 경우가 거의 없다. 당뇨병과 고혈압이 그 예다. 콩팥병도 급성신우신염과 같은 감염질환은 쉽게 완

치되고 후유증이 없다. 만성콩팥병은 그 원인에 따라 경과가 다양할 수 있기 때문에 잘 조절해서 합병증을 예방할 수 있다.

Q 옆구리가 아프면 콩팥이 나쁘다?

A 물론 옆구리가 아픈 신장 질환도 있습니다. 예를 들면 신장의 염증, 결석이나 신장 혈관이 갑자기 막히는 신장 경색 등에서 옆구리의 통증이 생길 수 있다. 하지만 만성콩팥병의 경우 대부분에서는 아무런 통증이 없다. 따라서 옆구리가 아프다고 해서 모두 신장병이 있는 것도 아니고 신장병이 있다고 옆구리가 아픈 것도 아니다. 따라서 답은 X이다.

Q 콩팥이 나쁘면 정력이 떨어진다?

A 정력이란 좁은 의미로 남자의 성적 능력을 의미하는 것이죠? 비뇨기와 생식기는 해부학적으로 밀접하기 때문에 비뇨기로 연결되는 신장(콩팥)에 대해서도 그런 오해를 할 수 있다. 하지만 과학적으로 타당하지 않다. 다만, 신부전이 깊어져서 투석할 정도로 요독증이 생기면 여자에서는 월경이 없어지고, 남자도 수태시키는 능력이 떨어지게 된다.

Q 콩팥병에는 늙은 호박이 좋다?

A 많은 여자 분들이 본인 스스로 잘 붓는다고 생각하고 콩팥이 나쁘다고 자가 진단을 내리는 경우가 많이 있다. 이런 분들이 늙은 호박 또는 옥수수수염 등을 삶아먹으면 신장에 좋다고들 하기도 한다. 아마 그렇게 생각하는 이유는 이러한 식품이 이뇨작용이 있기 때문인데 콩팥병이 없는 경우 늙은 호박으로 약간의 붓기제거가 가능할 수 있다. 이런 이뇨작용을 경험하고 나서 콩팥병을 호박 또는 옥수수수염으로 고쳤다고 말하는 경우가 있지만 실제 신장이 나쁜 사람들에게는 이러한 식품이 아주 위험할 수 있다. 늙은 호박에는 칼륨이라는 성분이 많은데 콩팥병 환자에서는 칼륨 배설의 감소로 이미 혈중 칼륨 농도가 높다. 따라서 호박과 같은 음식을 추가로 복용하는 경우 칼륨 농도가 더 증가되어 심장기능에 치명적일 수 있다.

Q 콩은 만성콩팥병에 나쁘다?

A 콩은 일반적으로 몸에 좋은 음식이다. 단백질과 칼륨이 좋은 영양소인데 신부전 환자에게는 합병증을 초래할 수 있다. 검은 콩이 콩팥에 좋다는 속설이 있지만, 사실이 아니다. 비슷한 이유로 만성신부전 환자가 잡곡밥을 주로 먹으면 고칼륨혈증이 생겨서 위험할 수 있다.

Q 만성콩팥병은 유전된다?

A 만성콩팥병의 원인이 되는 3가지 중요한 병인 당뇨, 고혈압 및 사구체신염은 유전되는 병은 아니다. 하지만 신장에 물주머니가 생기면서 신장기능이 저하되는 다낭성 신종의 경우는 유전되는 질환이다. 따라서 모든 만성콩팥병이 유전되는 것은 아니다.

만성콩팥병 환자의 식이요법은 환자의 신장기능이나 원인 질환 또는 합병증 여부에 따라 다르다. 일반적으로 투석 이전에는 단백질의 제한과 함께 나트륨, 칼륨, 인 성분을 적게 먹는 것이 권장된다. 나트륨의 경우 혈압, 칼륨은 부정맥을 포함한 심장병, 인은 뼈 및 심장의 건강과 밀접한 관련이 있기 때문이다. 간혹 환자들이 나트륨을 적게 섭취한다고 저염 소금, 저염 간장을 사용하기도 하는데 여기에는 나트륨 대신 칼륨이 들어 있으므로 오히려 독이 될 수 있다. 칼륨 성분이 많이 든 음식은 신선한 과일, 채소과 견과류 등 (일반적으로는) 몸에 좋은 것으로 알려진 음식들이다. 또한 잡곡밥을 먹는데 여기에도 칼륨이 많으므로 흰쌀밥을 먹는 게 좋다. 과일이나 채소를 따뜻한 물에 2시간 이상 담가놓거나 데치면 칼륨을 30~50% 정도 줄일 수 있다.

치료법도 단계에 따라 달라진다. 초기 단계에서는 식이요법, 당뇨조절이 중요하고 콩팥병이 3단계 이상으로 증가되면 엄격한 혈압조절이 중요하다. 이러한 노력에도 불구하고 신장기능이 점차로 떨어지면 신장이 하는 일을 대신해 주는 투석이나 이식과 같은 신대치요법이 필요하게 된다.

집에서 복막투석을 하는 환자도 있다. 복막투석은 환자 자신의 복막을 이용해서 노폐물을 걸러내는 치료법이다. 따라서 기계의 도움 없이 집에서 환자 스스로 수행하실 수 있다. 복강에 삽입한 관을 통해서 투석액을 주입해 두면 서너 시간에 걸쳐 노폐물이 스며나온다. 이러한 투석액 교환은 하루 4번 정도 해야 하고, 낮에 자주 하는 대신 밤에 자는 동안 조그만 기계가 여러 번 투석액을 교환시키는 자동복막투석을 하는 경우도 있다. 복막투석은 관리가 소홀하면 복막염이 발생하는 문제가 있다. 하지만 혈액투석에 비해 잔여신기능이라 해서 소변양이 잘 유지되는 장점이 있기에 간혹 처음 시작하는 투석법으로 선호된다.

혈액투석과 복막투석은 서로 장단점이 있으면서 대체로 동등하게 적용된다고 보면 된다. 만성콩팥병 환자가 말기콩팥병에 이르렀을 때 신장이식의 기회가 없다면 혈액투석과 복막투석 중 어느 하나를 환자 기호에 따라 선택하게 된다. 혈액투석은 정수장치와 투석기계를 필요로 하기 때문에 병원을 다니면서 대개 일주일에 세 번, 한 번에 4시간씩 받는다. 혈액투석을 위해서는 혈관통로가 필요해서 간단한 혈관수술을 미리 해두어야 한다

투석치료 이전의 만성콩팥병 환자에서는 신장기능의 악화를 막

기 위한 치료에 초점이 맞춰지는 반면 일단 투석을 시작하게 되면 심혈관계 합병증의 예방, 좋은 영양 상태의 유지, 감염 관리 등 보다 건강한 생활을 위한 치료에 집중하게 된다. 혈액 투석 환자의 경우 규칙적으로 병원을 방문하면서 체중관리에 유의하여야 하고 복막투석 환자는 집에서 직접 투석을 하면서 복강 내에 염증이 생기지 않도록 각별히 신경 써야 한다. 투석 후에도 식이요법은 계속 진행해야 한다. 다만 투석 전에 비해 단백질 섭취는 오히려 늘려주어 적절한 영양상태를 유지하는 것이 심혈관계 합병증을 줄이는 데 도움이 된다.

만성콩팥병 치료 방법으로 이식을 빼놓을 수 없다. 신장이식에서 가장 중요한 것은 내게 잘 맞는 신장을 제공해 줄 수 있는 신장의 공여자가 있어야 한다는 점이다. 요즘은 면역억제제들이 발전해서 '잘 맞는' 신장에 대한 인식이 좀 달라졌지만 그래도 조직형이 잘 맞는 신장을 이식한 경우 장기 생존률이 높다. 신장을 이식받는 사람은 활동성 감염이나 악성종양이 없어야 하고, 정신적으로 건강한 약물 중독이 없는 사람이어야 한다.

일반적으로 콩팥이식 환자의 생존율과 삶의 질이 투석치료에 비해 좋다. 이 자료는 미국 통계인데, 콩팥 이식의 경우 1년 생존율 96%, 5년 생존율 81%, 10년 생존율 59%였고, 혈액투석 환자에서는 각각 80%, 39%, 20%였다. 우리나라 경우는 이보다 더 낮다고 생각하는데, 대한신장학회 2008년 조사자료를 보면 투석환자의 1년 생존율과 5년 생존율이 각각 90%와 60%를 훨씬 넘는다.

신장 이식 10년 후 이식한 신장을 그대로 쓸 수 있는 확률은 50~60% 정도이다. 이식 후의 급성 거부반응의 빈도는 현저하게 줄었으나 만성 이식신장기능 이상의 빈도는 급성 거부 반응만큼 줄지는 않았다. 이식받은 신장을 잘 사용하려면 평생 면역억제제를 복용하면서 규칙적으로 신기능을 검사하여야 한다. 기타 신장에 나쁜 영향을 주는 약물복용을 피하고 적극적으로 이식 신장 관리를 해야 한다. 이식 신장에 감염이 생기거나 새로운 콩팥병이 생기는 경우에도 적절하게 치료받아야 한다.

한쪽 콩팥을 떼어내면 즉각적으로는 신장기능이 절반으로 줄어들지만 남아 있는 콩팥이 열심히 일해서 두 개일 때 50%만 담당했다면 80%까지도 담당하게 된다. 공여 이전에 적절하게 검사를 받고 신장 공여자에 합당하다고 판단되어 신장을 기증한 경우 평생 동안 임상적으로 큰 문제는 없다.

그렇다면 콩팥을 건강하게 만드는 방법은 어떤 것이 있을까?

병든 콩팥을 건강하게 만들 방법이 있다면 정말 좋겠지만, 건강한 콩팥을 나이 들어서도 그대로 유지하는 방법이 더 중요하다. 첫째 정기검진으로 콩팥병을 예방하는 것이 필요하다. 만 40세 이상이라면 건강보험에서 2년마다 무료로 실시되는 검진에서 기본적인 상태를 검사받을 수 있다. 그다음에는 규칙적인 생활과 절제하는 섭생이다. 적당한 운동과 금연, 그리고 소식하면서 싱겁게 먹고 고기 같은 고단백은 가급적 피하는 것이 좋다.

17

아무도 안심할 수 없다

협심증

미국의 클린턴 전 대통령이 이 병을 앓고 있다고 해서 한동안 화제가 되기도 한 병이다. 바로 돌연사의 주범 협심증이 그것이다. 갑작스런 가슴통증으로 나타나는 협심증은 1년 중 3월에 가장 많이 발생하고 방치하면 흔히 심장마비로 불리는 심근경색까지 유발하기 때문에 각별한 주의가 필요하다. 평소에 운동도 열심히 하고 건강엔 누구보다 자신 있다고 자부하던 사람들에게도 언제 찾아올지 모르는 게 협심증이다. 어느 날 갑자기 가슴을 쥐어짜거나 타는 듯한 압박감, 구토, 실신, 식은땀, 숨가쁨 등 죽음을 연상시키는 증상이 나타나기 때문에 두려움도 그만큼 커지는 질환이다. 환자에 따라 혈관이 완전히 막힐 때까지 전혀 증상이 없는 경우도 있기 때문에 통증이 없다고 무조건 안심할 수 없는 병이기도 하다. 허혈성 심장질환인 협심증과 심근경색에 대해 자세히 알아보자.

협심증과 심근경색을 보통 허혈성 심장질환이라고 부른다. 과연 어떤 병일까?

심장에 혈액을 공급해 주는 3개의 동맥혈관이 있는데 이 혈관에 문제가 생겨 혈액에 산소결핍이 초래된 상태를 말하고 이를 허혈이라고 한다. 허혈성 심질환은 다양한 원인으로 산소의 공급과 수요 사이의 불균형이 생겨 심근 기능의 장애를 초래하는 상태를 통틀어 말하는 것이다. 협심증, 심근경색증이 허혈성 심질환에 들어간다.

콜레스테롤 덩어리가 혈관 안쪽 벽에 쌓이면서 혈관이 좁아져

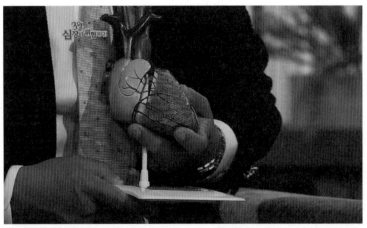

▌ 환자에 따라 혈관이 완전히 막힐 때까지 전혀 증상이 없는 경우도 있기 때문에 통증이 없다고 무조건 안심할 수 없다.

나타나는 증상이다. 가슴통증이 1~5분 정도로 짧은 시간 지속되는데 급성심근경색증은 혈관 안쪽에 콜레스테롤이 많이 쌓이거나 터져서 발생하는 것이다. 협심증과의 차이는 갑자기 심장 혈관이 막히면서 발생한다는 것이다. 통증도 협심증보다 강도가 심하고 보통 30분 정도 지속된다. 휴식을 취하면 통증이 사라지는 협심증과 달리 심근경색은 통증이 사라지지 않는다.

협심증과 심근경색 모두 동맥경화로부터 시작된다. 협심증은 혈관 공간이 70% 정도 막혀 있고, 심근경색증 혈관의 경우엔 이보다 더 좁아져 있거나 아예 막혀 있다.

건강보험심사평가원의 발표를 보면 협심증 환자가 2004년 38만 명, 2005년엔 40만 명, 이후 계속 늘어서 2009년엔 47만 명까지 늘어서 5년 동안 25.6%가 증가했고, 연평균 약 2만 명씩 증가하고 있다.

협심증의 증상	
호흡곤란	☐
가슴통증, 턱·목·어깨 등에 통증	☐
메스꺼움, 구토, 어지러움	☐
식은땀, 무력감	☐

심장에 혈액공급이 잘 안 되기 때문에 산소 공급 또한 잘 안 되어 호흡곤란이 일어날 수 있고, 이로 인해 아주 위험해질 수도 있다.

통증으로는 가슴통증이 가장 대표적이다. 짓누르거나 빠개지거나 고춧가루를 뿌려놓은 것 같다 등 다양하게 증상을 호소하는 사람들이 많다. 가슴뿐만 아니라 이 통증이 사방으로 뻗쳐서 다양한 통증을 유발하기도 한다. 또한 혈액공급 부족으로 인해 메스꺼움, 구토, 어지러움 등이 생기기도 한다. 이렇게 통증이 심해지면 땀이 흐르고 가슴이 뛰는 듯한 느낌을 겪게 된다. 여성의 경우는 가슴통증은 없고 머리가 아프거나 소화가 안 되거나 가슴이 울렁거린다거나 하는 갱년기증후군과 비슷하게 나타나기도 한다. 그래서 갱년기, 혹은 소화불량 등 다른 질환으로 오해하고 있다가 방치해서 더욱 악화되는 경우도 많다.

협심증 환자는 남성이 여성보다 2배 정도 더 많다. 그 이유는 여성 호르몬은 여성을 동맥경화로부터 보호하는 작용을 하고, 두 번째로 남성이 여성보다 흡연율이 높기 때문에 동맥경화가 증가하는 원인이 되기도 한다. 세 번째로 남성이 여성보다 사회활동이나 육체적 활동이 더 많기 때문이다.

여성의 경우엔 폐경기가 지나면 발생확률이 더 높아지는데 남성이 40대부터 많아지는 것에 비해 여성은 50대부터 급증하는 것이 통계로도 나타난다. 여성이 남성보다 약 10년 정도 늦게 나타나기 시작하는 건 여성 호르몬이 심혈관질환을 막는 역할을 하기 때문이다. 하지만 최근에는 20~30대에도 협심증 진단을 받는 환자들이 늘었다.

협심증의 원인은 인구의 노령화, 스트레스, 운동부족, 식생활의 변화와 흡연 등이 꼽힌다. 그리고 협심증에도 여러 종류가 있다. 안정형, 불안정형, 변이형 협심증으로 분류된다. 협심증 중에서도 불안전형 협심증이 가장 위험하고, 심근경색증으로 발전할 가능성이 더 높다. 심장질환 검사법으로는 심장초음파, 운동부하검사, CT 촬영 등이 있다.

OX로 알아보는 협심증과 심근경색증

- 허혈성 심질환도 유전될 수 있다?   O
- 젊은 나이엔 안 생긴다?   X
- 당뇨병 환자는 협심증에 잘 걸린다?   O
- 담배는 협심증의 주요원인이다?   O
- 심근경색은 아무런 전조증상 없이 올 수 있다?   O

심장 박동수가 빠르면 그만큼 심장에 무리가 많다는 것을 의미한다. 평소 나의 심박동이 빠른지, 느린지 알고 있으면 허혈성 심장질환 예방에도 도움이 될것이다.

생쥐나 참새 같은 심장박동이 빠르고 몸집이 작은 경우 1분에 수백 회 정도로 빠르고 건강한 성인은 안정 시 분당 60~70회로 나타난다. 휴식상태에서 심박수가 높으면 전반적인 심혈관계 질환 위험과 사망률이 높아진다. 평소 빠른 사람은 박동을 낮춰주고 불규칙함을 바로잡아 주는 대책이 필요하다. 자신의 맥박을 1분간 여러 차례 짚어보면 알 수 있다. 90~100회로 높은 경우가 많으면 심질환 여부 검사를 받아보는 것이 좋다.

심박동을 안정시킨다든가 심장을 건강하게 하기 위해서는 술이나 카페인과 같은 심장박동을 증가시키는 자극적 요소를 피해야한다. 스트레스도 잘 풀고 적당한 운동을 꾸준히 하는 것이 좋다. 그리고 절대 금연도 필수다.

18

방치하면 골치가 더 아프다

두통

사회가 복잡해지고 신경 써야 할 것들도 늘어나면서 많은 사람들이 호소하는 증상이 있다. 바로 두통! 누구나 한번쯤은 '아이고~ 머리야', '머리 아파 죽겠네'라는 말을 해본 적 있을 것이다. 두통은 현대인들이 가슴통증, 피로감에 이어 세 번째로 많이 호소하는 증상이다. 전체 인구의 90% 이상이 경험하고, 절반 정도는 1년에 적어도 한 번 이상, 두통 때문에 고통을 받는다고 한다. 생각보다 두통인구가 꽤 많다는 이야기다. 보통 두통에 시달리면 크게 두 가지 반응을 보인다. 뇌에 이상이 생긴 게 아닐까 하고 조바심을 내거나 정반대로 워낙 흔하다 보니 대수롭지 않게 여기고 두통약만을 먹고 참는 경우다. 같은 증상이지만 대응방법은 극과 극이다. 하지만 두통은 원인만 해도 수백 가지가 넘을 만큼 결코 만만히 보아선 안 되는 질환이다. 방치하다가는 일상생활마저 힘들게 하는 질환인 두통에 대해서 알아보자.

대한두통학회에서 2009년에 국내 최초로 조사를 했다. 19세 이상 총 1507명을 대상으로 물어본 결과 10명 중 6명 이상은 1년에 1분 이상 두통을 경험한 적이 있다고 답변했다. 전체는 61.4%, 여성 70%, 남성 52.7%로 나타났다. 한 달에 한 번 이상은 56.3%가 두통을 호소하고 있고 연령별로는 남성의 경우 연령증가에 따라 감소, 여성은 증가하고 있다. 반면 외국의 경우 평균적으로 30~40대에 최고치를 기록하고 있다.

여성들이 두통을 더 호소하는 경우가 많다. 두통이 머리와 목 질환뿐 아니라 전신질환, 환자의 성격, 사회경제적인 문제 등 여러 요인에 의해 나타날 수 있기 때문이다. 여성의 경우 자녀에 대한 걱정, 가족에 대한 걱정, 경제불안, 고부갈등 등 두통을 유발하는 요인이 많다. 특히 편두통의 경우는 여성이 남성에 비해 약 3배 정도 많이 발생하는데 이는 여성 호르몬인 에스트로겐 때문으로 특히 생리 전 여성 호르몬 균형이 변화하면서 편두통이 발생하는 경우가 가장 흔하다. 기존에 편두통이 있는 사람이면 생리 때나 임신 초기에 편두통이 악화될 수 있다.

하지만 두통으로 고생하면서도 병원을 찾는 사람들은 극히 적다. 두통의 원인을 제대로 진단받고 약을 복용한 사람은 11.6%에

186

불과했다. 응답자의 52%는 두통이 생겨도 병원에 가지 않거나 약국에서 약을 사먹지 않고 그냥 참았다고 답변했다.

대부분 두통을 호소하는 경우 심각한 질환을 가지고 있지 않기 때문에 한잠 자고 일어난다든가 하면 좋아지는 경우가 있다. 약 안먹어도 버틸 수 있는 경우가 상당수 있다. 하지만 뇌가 보내는 경고인 통증을 무시하면 만성두통이 될 수도 있다. 모든 통증은 조기치료가 중요하다. 더구나 만성통증은 우울증 같은 감정적 장애를 가져오기도 하고 면역력도 저하시킨다. 또한 특정질환의 전조증상일 수 있기 때문에 통증이 너무 심하고 오래 지속될 경우엔 전문가의 진단이 필요하다.

1차성 두통으로는 긴장성 두통, 편두통, 군집성 두통 등 다양한 종류가 있다. 2차성 두통까지는 증상에 따라, 원인에 따라 다양하게 나뉜다. 두통이 와도 참는 사람이 있는데 참을 정도로 미약하다면 참는 것도 방법이다. 그러나 일상생활에 지장을 초래하고 일의 능률이 떨어진다면 약을 먹는 것이 맞다. 일반적으로 판매되는 진통제는 내성이 없다. 다만, 환자 스스로 약을 먹고 난 뒤 반응은 좋은지 부작용은 없는지 판단하는 것이 중요하다.

Q 두통은 뇌가 아픈 것이다?	x
Q 특정 음식 때문에 두통이 생길 수 있다?	o
Q 편두통은 한쪽 머리가 아픈 것이다?	x
Q 뚱뚱한 사람이 두통으로 더 고생한다?	o
Q 편두통은 유전이다?	o

Q 두통은 뇌가 아픈 것이다?

A 뇌는 모든 신체의 통증을 느끼는 부위지만 정작 뇌 자체는 통증을 직접 느끼지 못한다. 뇌를 둘러싸고 있는 뇌막, 혈관, 근육, 신경 부위에 통증이 있는 것이 두통이랄 수 있다.

Q 특정 음식 때문에 두통이 생길 수 있다?

A 우리나라 사람들은 체하면 머리가 아프다는 말을 하는데 이것은 편두통의 한 증상일 가능성이 높다. 일반적으로 타이라민 성분은 편두통을 유발할 수 있는 물질로 알려졌는데 초콜릿, 치즈, 유제품, 견과류, 저장된 깡통 식품, 붉은색 포도주, 알코올 등이나 보존제와 감미료가 첨가된 식품인 햄, 베이컨, MSG 등이 이에 속하는 식품이다.

뇌와 위와 장은 직접적으로 연결돼 있어서 스트레스를 받으면 바로 소화가 되지 않은 것이 바로 이 때문이다. 이럴 때 소화제를 먹으면 위장관 운동이 회복되면서 막혔던 부분이 풀리고, 두통도 완화된다. 또 두통을 일으켰던 음식섭취를 피하는 것도 음식으로 인한 두통을 예방하는 방법이다.

Q 편두통은 한쪽 머리가 아픈 것이다?

A 아니다. 이름 때문에 한쪽 머리만 아플 것이라고 생각하는 사람들도 있는데 한쪽 머리만 아픈 경우는 약 60~70% 정도다. 양쪽 머리가 아픈 경우가 30% 정도 된다. 편두통은 뇌수막 혈관에 비세균성 염증으로 인한 통증으로 양쪽 모두에 나타날 수 있다.

Q 뚱뚱한 사람이 두통으로 더 고생한다?

A 보통 비만인 사람이 만성두통에 시달릴 위험이 5.3배 더 증가한다는 연구결과가 있는데 최근에는 젊은 연령층에서 복부비만이 있는 경우 편두통이 증가한다는 보고가 있어 지방에서 통증을 일으키는 물질이 분비되지 않나 하는 가설들도 있다. 또 살이 찌면 우울과 불안증 등이 생기기 때문에 이런 것이 두통을 일으키는 원인이 될 수 있다. 따라서 심한 편두통이 있는 경우 체중감량, 특히 복부비만을 먼저 조절해 보는 것이 도움이 된다.

Q 편두통은 유전이다?

A 일부 특수한 형태의 편두통은 성염색체 우성형태로 유전되기도 하지만 매우 드물다. 주로 어머니로부터 딸에게 유전되는 경우가 생긴다. 그러나 유전성이 있을 뿐 꼭 유전되는 것이 아니다. 다만, 가족력이 있을 경우 편두통의 발생률은 더욱 높아진다.

블랙커피가 편두통에 도움이 된다고 알고 있는 사람도 있다. 커피에 들어 있는 카페인 때문에 이런 말이 나왔다. 카페인은 그 용량과 평소 마시던 정도에 따라 두통에 미치는 영향이 차이가 있다. 보통 원두커피 1잔에 115mg, 콜라에 약 38mg 정도의 카페인이 함유돼 있다. 하루 50~300mg 정도의 카페인 섭취는 집중력을 향상시키고 에너지도 증가시키지만 그 이상이 되면 불안과 불면증을 증가시킨다. 카페인은 약간의 진통작용을 하고 다른 진통소염제의 흡수를 돕기 때문에 보통의 진통제를 먹고 커피도 마시는 것은 나쁘지 않지만 하루 300mg 이상의 카페인 섭취는 오히려 두통을 유발시킬 수 있다. 또한 하루 200mg 이상 카페인을 섭취하던 사람이 갑자기 커피를 끊어도 두통이 발생할 수 있다.

여기서 우리가 가장 흔하게 겪는 긴장성 두통과 편두통의 차이에 대해서 알아보자.

긴장성 두통 vs 편두통		
	긴장성 두통	**편두통**
부위	후두부, 목덜미	머리 좌우
통증	머리를 죄는 듯한 둔한 통증	지끈지끈, 찍는 듯한 통증
시간	오후에 많이 발생	정해진 시간 없이 발생
동반증상	어깨, 목 등에 결림	구역, 구토, 빛에 예민반응

두통의 원인은 수백 가지에 달하지만 긴장성 두통은 오랜 긴장 상태, 과로, 스트레스, 오랜 시간 같은 자세로 앉아 있거나 서 있을 때 어깨, 목덜미, 얼굴, 두개 부위의 근육이 지속적으로 긴장과 수축을 반복하면서 이로 인해 근육이 뭉쳐 발생하는 것으로 보인다. 편두통의 원인은 아직 정확히 알려져 있지 않은데 혈관운동 이상과 신경에 염증이 원인이 될 것으로 여겨진다.

편두통이 있으면 뇌졸중이 발생할 확률이 높다는 말도 있다. 편두통증 전구증상이 있는 경우 뇌졸중 발생 가능성이 3~4배 정도 높다. 따라서 편두통 치료와 피임약 중지 및 흡연중지가 중요하며 경우에 따라서 PFO—심장 심방 사이에 구멍이 난 경우—를 찾아서 치료가 필요한지 규명할 필요도 있다.

일반적으로 두통의 위험신호가 있을 때만 뇌촬영이 추천된다.

일반인의 우려와 달리 같은 양상의 두통이 간헐적으로 지속되는 경우 두통이 아무리 심해도 반복적으로 뇌촬영을 할 필요가 없다. 보통 다음과 같은 증상이 있을 때 뇌촬영이 필요하다.

뇌촬영이 필요한 두통

1. 갑자기 발생한 아주 극심한 두통(번개두통)

2. 두통의 양상이 자주 바뀌고 점점 심해지는 두통

3. 신경 진찰에서 이상소견이 나타나는 경우

4. 경련, 고열, 구토가 동반되는 두통

5. 암이나 에이즈 진단을 받은 환자에서 두통이 발생한 경우

6. 진단을 믿지 못하고 심한 불안감이 있는 환자

7. 50세 이상에서 처음 발생한 군집성 두통 증상(자율신경증상)

두통검사는 CT, MRI, 뇌혈류 초음파검사, PFO 테스트로 이루어지는데 두통검사로 인해 발견된 질환들은 다양하다. 뇌하수체 종양 및 출혈, 동맥류 파열, 경막하 출혈, 고혈압성 뇌출혈, 저혈압 두통 등이 나타난다. 그 밖에도 눈 주위나 부비동, 코막힘에 의한 두통, 턱관절 장애 등도 두통을 나타낼 수 있다. 안구나 부비동염 등에 의한 두통은 이마 부위가 아픈 경우가 대부분이지만 뒤통수나 목으로 전이되어 나타나는 경우도 적지 않다. 턱관절 이상으

로 나타나는 두통은 초기에는 씹을 때 소리가 나고 귀 앞쪽으로 통증이 국한되기도 하지만 시간경과와 더불어 관자부 혹은 전체적인 두통으로 발전하기도 한다.

그렇다고 대다수의 두통 환자들이 두려워할 필요는 없다. 심각한 질환을 동반한 두통 환자는 전체 두통 환자의 3~5% 정도다. 뇌종양이나 뇌염, 고혈압으로 인한 뇌출혈 등에서 경련이나 구통이 함께 나타날 수 있어서 기본적인 검사가 필요하지만 검사 이후 문제가 없다면 일반적인 편두통이나 긴장성두통도 심한 두통과 메스꺼움, 구토가 동반되는 경우가 있으므로 두통이 심한 정도와 질병의 중증도는 꼭 일치하지 않으므로 크게 두려워할 필요는 없다.

머리가 아프다고 약국에서 파는 진통제를 사서 오랫동안 복용해도 문제가 없을까?

상습적으로 진통제를 먹다가 잠시 끊으면 통증이 더 심해져 복용 횟수는 늘고 더 강한 약을 찾게 되는 경우가 있다. 만성두통의 80%가 진통제 남용 때문이라는 연구결과도 있다. 특히 40~60대 여성에게 이런 경향이 많이 나타난다. 의사 처방 없이 진통제 종류는 주 2회 이상, 전문치료제의 경우도 주 1회 이상 복용하는 경우 만성화로 진행될 우려가 크다.

두통약을 바르게 복용하는 방법

1. 단순 진통제로 아세트아미노펜이 있고 복용용량은 성인은 하루 4~6회 정도까지 복용할 수 있는데 하루 총 4000mg이 넘지 않도록 하자. 단 간기능 장애를 일으킬 수 있는 위험이 있이므로 기존 간질환이 있었던 사람들은 더욱 복용에 주의를 해야 한다.

2. 진통효과와 소염작용이 함께 있는 약은 보통 위점막을 자극하여 위염, 위궤양의 위험을 증가시킬 수 있다. 특히 노년에 이른 사람들은 위점막을 보호할 수 있는 약물과 함께 먹어야 한다. 경우에 따라 다르겠지만 단순 진통제 1회 2알 이하, 하루 최대 8알 정도를 권한다. 카페인이 들어 있는 진통제는 1회 1알, 하루 3회 이하로 복용하는 것이 좋다. 진통소염제는 1회 1~2알, 하루 2~3회 정도 복용할 수 있다. 편두통 치료제인 에르고타민의 경우는 최근 잘 사용하지 않는데 하루 6알, 1주일 10알이 넘지 않도록 하는 것이 좋다.

병원에서 처방해 주는 편두통 예방약은 발작과 발작 사이의 기간을 점점 늘려 발작 자체를 없애는 데 목적이 있다. 보통 3~ 6개월 복용하면 두통이 없어진다. 급성기 편두통인지, 만성편두통인지, 약물 과용성 두통이 동반되었는지 규명하고 그에 따른 치료대

책이 필요하다.

두통의 대부분을 차지하는 긴장성 두통의 경우 안정과 이완이 필수다. 두통을 예방하려면 충분한 수면과 규칙적인 식사가 필요하고, 지나친 긴장을 줄일 수 있도록 휴식과 스스로 이완할 수 있는 방법, 즉 근육 마사지나 목욕을 통한 이완 등도 도움이 된다. 또 자주 굶거나 지나친 소식, 카페인 과다복용도 두통을 일으키는 흔한 원인이므로 주의가 필요하다. 목부위 긴장이 증가하는 자세를 계속 취해야 하는 직업의 경우 평소 1~2시간마다 목부위를 이완하는 가벼운 스트레칭을 하는 것도 두통을 완화하고 예방하는 데 도움이 된다.

가벼운 운동이 두통해소에 좋다고 하지만 오히려 운동만 하면 두통이 찾아온다는 사람들도 있다. 극심한 운동으로 탈수가 일어나면 전해질 이상 등 근육의 긴장을 증가시킬 수 있고 짧은 시간 내 많은 에너지를 소비하기 때문에 오랜 시간 운동을 하면 저혈당으로 인해 두통이 유발될 수 있다. 따라서 더운 계절에 축구나 마라톤과 같은 장시간 운동 시에는 운동 전이나 운동 중 이온음료와 물을 충분히 마시고 운동 후에는 물을 적절히 보충해 줄 필요가 있다. 운동 후 두통이 심한 사람은 당분이 많이 함유돼 있는 초콜릿이나 주스 등을 운동 중 먹는 것도 한 방법이다.

그런데 술을 섞어 마시면 왜 다음날 두통이 더 심할까?

술에는 에탄올뿐 아니라 술을 제조하는 과정에 각종 향료, 색소, 화학물질들이 함유돼 있는데 이런 성분들이 몸에 남아 반응을 일으키기 때문이다. 특히 맥주나 와인 등의 발효주는 소주나 위스키와 같은 증류수에 비해 메탄올이 소량 들어 있어 에탄올보다 간에서 대사되는 데 시간이 더 걸리기 때문에 숙취도 심하고 머리가 아픈 경우도 더 잦다.

하지만 음주 후 두통약은 먹지 않는 것이 좋다. 지방변성을 촉발하는 작용 때문에 충분한 수분 및 영양공급과 안정이 첫 번째이다.

갑자기 생긴 두통이 만성두통으로 발전할 가능성도 있다. 약 보름정도 하루에 4시간 이상씩, 6개월 이상 계속될 때 만성두통의 경우 60% 정도가 우울증을 동반하기 때문에 꼭 치료해야 하는 질환이다.

요즘은 어린아이들도 두통을 호소하는 경우가 많다. 아이들 두통이라고 그냥 지나치는 것은 위험하다. 소아청소년학회 자료에 따르면 우리나라 초등학생의 약 50%, 유치원생의 약 35%는 두통을 경험한 적 있다고 답해 어른 못지않은 유병율을 보인다. 특히 통증이 심한 편두통 유병률은 중학생은 약 7%, 초등학생은 약 3%로 어른의 절반 정도의 유병률을 나타낸다.

어른의 경우는 과거와는 다른 심한 두통을 잘 구분할 수 있겠지만 아이들의 경우는 전형적인 편두통 이외에 뇌종양 등으로 인해 두통이 있는 경우 처음부터 비슷한 양상의 두통이 지속되고 그로 인해 집중력 저하나 가끔 멍해지는 증상이 가벼운 간질발작으로 나타날 수 있다. 아이들은 증상표현이 정확하지 않으므로 더욱 주의 깊은 관찰이 필요하다. 또 아이들은 중이염, 축농증, 편도염 등으로 인한 두통도 흔하게 나타나므로 다른 질환이 두통의 원인이 아닌지 먼저 생각해 보아야 한다.

평소에 긴장성 두통이나 편두통 예방을 위해 주의할 점에 대해서 알아보자. 우선 7~8시간 수면을 충분히 취하고, 식사는 거르지 말고, 가급적 두통을 유발하는 음식은 피하도록 한다. 또 지나친 과음과 카페인은 피하고 몸의 긴장을 주는 자세로 작업을 할 때는 중간중간 스트레칭을 해서 두통을 예방하는 것이 좋다. 평상시 몸의 균형이 깨지지 않도록 관리가 필요하다.

간단한 두통은 편의상 집이나 약국에 있는 일반 진통제를 복용해도 큰 문제는 없다. 그러나 반복적인 통증 혹은 진통제의 효과가 없는 경우, 자주 복용하는 경우, 직장이나 학교를 못 가는 경우 등은 만성화가 될 우려가 크기 때문에 전문가의 상담이 필요하다.

19

사계절의 불청객

알레르기 질환

　　　　　　줄줄 흐르는 콧물, 멈추지 않는 기침 등을 동반하는 알레르기 질환! 생명에 직접적인 영향을 주진 않지만 전체 인구 25% 가량이 경험하고 최근 30년간 급격히 증가하고 있기 때문에 결코 가벼이 볼 수 없는 질환이다.

　알레르기란 이물질로부터 인체를 보호하는 면역반응이 지나쳐서 과민반응을 유발하고 이 때문에 몸에 이상이 생기는 경우를 말한다. 동일한 환경에 노출되더라도 유전적 소양을 가진 소수의 사람에게만 나타난다.

　대표적 알레르겐 : 집먼지 진드기, 바퀴벌레, 애완동물, 계란, 우유, 음식물 보존제, 향신제 등

　대표적 알레르기 질환 : 천식, 비염, 결막염, 아토피 피부염, 약

물 알레르기

하지만 알레르기 체질이라는 것이 따로 있는 것이 아니다. 지구상의 모든 물질을 직접 접해보지 않은 이상 완벽하게 알레르기 체질이 아니다라고 말할 수 없다. 자신도 모르는 알레르기를 가지고 있을 가능성도 높다. 그러므로 알레르기 질환은 대부분의 사람들에게 노출돼 있다고 봐도 된다. 즉 누구나 알레르기 질환을 겪을 수 있다는 말이다. 그래서 그런지 최근 환자수도 급격하게 증가하고 있다.

알레르기 환자가 늘어나는 이유는 뭘까? 현대사회가 점점 복잡다양하게 발달하면서 알레르겐도 많아지고 있다. 예를 들면 냉난방을 통해 적당한 습도와 온도가 유지됨으로써 집먼지진드기, 곰팡이 등의 번식이 용이해지고 합성섬유, 합성수지 제조과정에서 생기는 화학물질 외에도 금속, 고무, 가죽, 인스턴트 식품, 다양하게 개발되는 약제, 직업에 따른 알레르기 질환의 다양화가 나타나고 있다.

봄철에 특히 알레르기 비염 환자가 많다. 이는 우리나라 특성상 수목화분의 알레르기가 3월부터 시작되기 때문으로 생각된다. 꽃가루와 황사 등 미세먼지들이 기도와 기관지를 자극하게 되면 호흡상피세포의 점액섬모운동을 통한 배출기능이 떨어지게 되므로 알레르기 비염 및 천식과 같은 호흡기감염을 일으킬 수 있다.

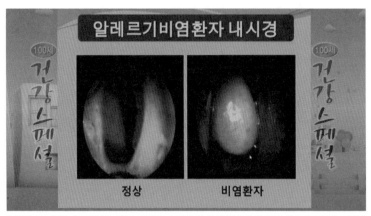

알레르기 비염이란 재채기, 콧물, 코막힘, 소양감 등의 증상과 함께 특정 항원에 대하여 과민반응을 보이는 염증성 질환을 말한다.

천식이란 반복적으로 기관지가 좁아져 숨이 차고 쌕쌕거리는 소리가 나거나 발작적인 기침 증상이 나타나는 3대 증상이 나타나는 질환이다. 그러나 반복적인 기침 증상 또는 목에 가래가 걸려 있는 듯한 증상만을 호소하는 비전형적 천식도 있다. 심한 천식 발작 시는 생명까지도 위험하므로 심한 경우 응급치료 및 입원치료가 필요하다.

천식 환자의 경우 밤에 더 힘들어하는 경우가 많다. 밤이 되면 기관지가 좁아지고 가래를 배출하는 능력이 떨어지기 때문이다. 또 호르몬과 자율신경계의 변화로 밤에는 기도를 이완시키는 호르몬의 수치가 떨어지고 염증 촉진물질의 수치가 올라가기도 한다. 밤의 차가운 공기도 기관지의 예민도를 증가에 기여하며 침구의 집먼지진드기에 노출되는 것도 원인 중의 하나다.

반면 알레르기 비염이란 재채기, 콧물, 코막힘, 소양감 등의 증상과 함께 특정 항원에 대하여 과민반응을 보이는 염증성 질환을 말한다. 환경오염이 증가함에 따라 세계적으로 증가하는 추세다. 1년 내내 증상을 보이는 통년성 알레르기 환자는 1~2%로 보고되고 있다.

증상만으로 보면 천식이나 알레르기 비염, 감기가 비슷하게 느껴지지만 다 다르다. 천식은 기침, 천명, 호흡곤란 등이 있고 감기에 걸리면 발열, 전신근육통 등의 증상이 수반되고 맑은 콧물보다는 끈끈한 분비물이 나오며 대개 1주일 정도 지나면 회복된다. 알레르기 비염은 가족력이 거의 없고 감기와 달리 코막힘 등이 주요 증상으로 항원의 자극이 주어지면 가려움증, 재채기, 콧물 등이 발생하여 만성으로 갈 경우 삶의 질이 많이 떨어질 수 있다.

또 감기와 천식, 알레르기 비염은 별개의 질환이므로 감기를 오래 방치한다고 해서 천식이나 알레르기 비염으로 진행되지는 않는다. 그러나 감기가 두 질병의 대표적인 악화인자인 것은 맞다.

천식과 알레르기 비염을 동시에 앓는 사람도 있다. 알레르기 비염은 상부 기도질환, 천식은 하부기도 질환으로 볼 수 있는데 상·하부 기도가 서로 연결되어 있기 때문에 코로 들어온 각종 알레르기 유발 물질이 상·하부 기도 모두의 점막과 조직에 염증을 일으키기 쉽다. 실제로 천식환자의 약 80%가 알레르기 비염을, 알레르기 비염 환자의 절반이 천식을 동반한다.

흔히 아토피 피부염, 알레르기성 비염, 천식 등 알레르기 질환이 면역력이 떨어져서 발생한다고 생각하지만, 실제로 알레르기 질환은 '면역과민반응'에 의해 발생한다.

2009년 한 조사에서 천식환자 가운데 10세 미만의 어린이가 41.1%를 차지했다. 10세 미만 아동의 호흡기는 발육이 완전치 않아 성인보다 면역력이 크게 떨어져 사소한 자극만으로도 기침이나 호흡곤란 등의 증세가 일어나게 된다. 이건 60대 이후도 마찬가지다.

아동기에 생긴 알레르기 질환은 성인이 되면 저절로 낫는다고 생각하는 사람도 있다. 천식 환자의 25~50%는 사춘기에 사라지고 나머지는 성인화 되는 경향이 있다. 소아 알레르기 비염도 성인 되었을 때까지 이어지는 추세다. 한국에서 알레르기 비염은 집먼지진드기에 의한 것이 80% 이상인데 최근 아파트 증가와 같은 환경변화, 차고 건조한 긴 겨울 날씨가 길어짐에 따라 난방을 오래함으로써 집먼지진드기가 서식하기 좋은 환경이 되었기 때문이다.

다양한 원인과 삶의 질을 떨어뜨리는 알레르기 질환! 바르게 아는 것이 중요하다.

- 주변이 깨끗하면 알레르기 질환이 생기지 않는다?   X
- 식염수, 소금물 세척이 증상완화에 도움을 준다?   X
- 천식엔 폐활량을 늘리는 조깅이 좋다?   X
- 알레르기 질환은 유전성이 강하다?   O
- 알레르기 비염이 심하면 얼굴형이 바뀐다?   O

그렇다면 천식이나 알레르기 비염, 방치하면 어떤 문제가 발생할 수 있을까?

알레르기 비염에 의해 축농증, 비용종, 중이염이 나타나고 소화장애까지 유발한다. 아이들의 경우 코막힘 등으로 집중력이 떨어져 성적에도 큰 영향을 끼치고 성장발달에도 악영향을 줄 수 있다. 천식의 경우는 기관지 변형이 올 수 있고 심한 발작을 일으키면 저산소증으로 사망할 수도 있다.

알레르기 질병을 일으키는 알레르겐은 개인마다 다르기 때문에 이를 알아내어 제거하거나 피하는 것이 알레르기 질환 예방에 매우 중요하다.

알레르겐을 찾기 위한 검사에는 피부반응시험과 혈액검사가 있다.

1) 피부반응시험: 가장 기본적 검사. 간편하고 안전.

2) 혈액검사: 혈액에서 특이물질을 찾아내는 검사.

다음 문항 중 한 가지라도 해당사항이 있으면 전문의의 진료를 받아보는 것이 좋다.

알레르기 질환의 증상

기침이나 쌕쌕거리는 숨소리가 나고 쉽게 없어지지 않으며, 자주 반복된다. ☐

차가운 날, 바람이 많이 부는 날 가슴이 답답하고, 쌕쌕거림이 나타나고 기침이 난다. ☐

감기를 앓고 난 후 한 달 이상 기침이 자꾸 난다 ☐

밤에 잠을 자다가 심한 기침을 하거나 숨이 차서 깬 적이 있다. ☐

운동 중에 숨이 차거나 기침이 심해 더 이상 계속할 수 없었던 적이 있다. ☐

담배연기나 매연 때문에 가슴이 답답해지거나 숨이 차고 기침이 심하게 난 적이 있다. ☐

감기약을 먹고 나서 숨이 가빠져서 고통스러웠던 적이 있다. ☐

집안에 천식이나 비염 환자가 있으면서 종종 가슴이 답답하다. ☐

많은 사람들이 알레르기 질환은 완치가 안 된다, 불치병이다라고 생각해서 낙심하는 경우가 많다. 하지만 천식은 맹장염처럼 수술만 하면 한 번에 완치되는 질병은 아니지만 정확한 원인을 찾고 꾸준히 치료하며 관리하면 정상적인 생활을 할 수 있다. 그러나 그렇지 못한 경우 염증이 오래 지속되어 기관지에 흉터가 생겨 정상 기관지로 회복될 수 없으므로 지속적이고 꾸준한 치료와 관리가 필요하다.

천식치료는 먼저 증상을 신속하게 완화시키고 재발방지를 위해 질병 조절제를 장기간 사용하면서 알레르기 원인을 찾아 피하는 것이 가장 기본이다.

- 약물치료: 흡입제(적은 양으로도 충분한 치료효과, 부작용 적음)
- 면역치료: 소량의 알레르겐을 체내에 투여하여 면역체계에 점차 적응시키는 요법.

천식 환자는 감기약을 잘못 먹으면 위험할 수도 있다고 알려져 있다. 일부 천식 환자는 아스피린이나 비스테로이드성 소염진통제를 복용하면 심한 천식 발작을 일으키는 경우가 있다(아스피린 유발성 천식). 따라서 천식 환자는 아세트아미노펜계의 타이레놀을 복용하는 것이 안전하며 병원이나 약국을 방문할 때에는 본인이 천식이 있다는 것을 반드시 알려야 한다.

알레르기 비염도 치료는 천식과 비슷하게 진행된다. 약물치료로는 항히스타민제로 최근에는 졸림의 부작용이 거의 제거된 제품이 개발되어 사용되고 있다. 또 항염증 비강 분무제는 코 점막의 알레르기성 염증 반응을 억제하므로 증상호전과 합병증을 예방할 수 있다.

알레르기 비염 수술법으로는 고주파 치료와 하비개절제술이 있다. 수술법은 주로 코막힘 증세에 대한 효과가 우수하지만 시간이 경과함에 따라 재발이 흔하므로 수술 후에도 알레르기 비염에 대한 적절한 예방이나 약물치료를 병행한다.

하지만 무엇보다 예방이 중요하다. 알레르기 질환을 극복하거나 예방할 수 있는 생활수칙을 알아보자.

(1) 집 안의 집먼지진드기 줄이는 법: 플라스틱 커버를 씌운다거나 진드기가 통과할 수 없는 특수천으로 침대, 이불, 베개를 싸는 것도 도움이 된다. 집먼지진드기의 최적 생존조건은 25~28도에서 75~80%의 상대습도이기 때문에 실내의 온도와 습도를 각각 20도, 45% 이하로 하는 것이 좋다. 또한 60도 이상의 뜨거운 물로 침구류를 세탁하는 것도 방법이다. 꽃가루에 대한 노출을 감소시키는 방법으로 일기예보와 함께 대기 중 꽃가루 농도를 예보하는 알레르기 지수를 확인하여 꽃가루가 많은 지역에 가지 않고, 가급적 창문은 닫는다.

(2) 원인 항원을 찾아내 노출을 피하면 증상이 훨씬 경감한다. 화분이 날리는 계절에는 창문을 닫고 외출시 마스크를 착용하는 게 좋다. 애완동물은 환자 주변에서 제거하는 것이 좋다.

천식치료에 효과적인 식이요법은 없다. 그러나 호흡곤란을 일으킬 수 있는 과식은 피하고 맥주나 포도주에 포함된 아황산염은 일부 천식환자에서 천식발작을 일으킬 수 있으므로 아황산염 과민성을 가진 천식환자는 이를 피하는 것이 좋다.

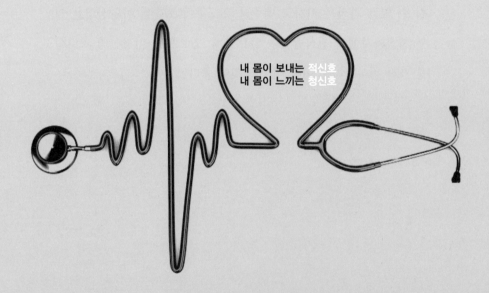

내 몸이 보내는 적신호
내 몸이 느끼는 청신호

2장

한국인이 꼭 알아야 할 암 이야기

01

너무 잘 먹어서 생기는 병

대장암

예전에는 암에 걸렸다고 하면 사망선고를 받은 것이나 다름 없었다. 하지만 의학기술의 발달로 이제 충분히 암도 완치 가능하고 재발을 막을 수 있게 되었다. 대장암, 위암, 유방암, 간암, 폐암. 사람들이 잘 걸리는 암에 대해서 알아보려고 한다. 먼저, 너무 잘 먹어서 생기는 일명 부자들의 암 또는 선진국형 질환으로 불리는 대장암에 대해 알아보자. 최근 10년새 대장암으로 인한 사망자 수가 2배 이상 늘었다. 게다가 60대 이상 환자의 비율이 60%를 차지하고 있는 것이 대장암이다. 조기에 발견하면 생존율이 90%를 넘지만 말기에 발견하면 생존율이 겨우 5%대로 뚝 떨어진다는 대장암. 조기진단과 예방이 중요한 대장암에 대해서 알아보자.

먼저 대장은 우리 몸에서 어떤 역할을 할까? 수분을 흡수하고 음식물의 찌꺼기를 몸 밖으로 내보내는 역할을 한다. 평균 약 150cm로 맹장부터 상행결장, 횡행결장, 하행결장, s결장, 직장으로 이루어져 있고, 소화기관의 가장 마지막 부위이다 보니 각종 나쁜 물질들이 쌓일 가능성이 높다. 대장암은 각 위치에 따라 결장암, 직장암으로 분류된다.

해마다 대장암 환자는 증가하고 있다. 대장암이 급격히 느는 이유는 무엇일까? 전체 대장암의 약 10~30%를 차지하는 유전성 요인과 환경적 요인이 있다. 음식의 요인은 과다한 지방섭취, 과도한 열량섭취, 육류소비 등이 원인이 되기도 하고 흡연량에 따라 대장암의 위험도가 높아지기도 한다.

대장을 거쳐 온 대변이 최종적으로 모이는 곳이 직장이다. 결장에 비해 약 15cm로 길이는 짧지만 대장암의 3분의 2가 직장에서 발생하는 경우가 많다. 수분이 빠진 딱딱한 대변이 점막을 손상시킬 가능성이 크고 대변에 독소가 많아 직장 내부세포를 변화시킨다고 보면 된다.

대장암 위치에 따른 증상		
우측 대장암	좌측 대장암	직장암
설사	배변습관 변화	변비 혹은 설사
소화불량	변비	혈변
빈혈	혈변, 점액변	잔변감
체중감소	장폐색 증상	배변 시 통증

대장암이 더욱 무서운 것은 초기에는 증상이 없다는 것이다. 실제 앞서 설명한 증상이 나타나서 검사를 해보면 3~4기 정도의 대장암이 발견될 확률이 50%가 넘는다. 3~4기라면 치료가 그만큼 어렵다.

대한대장항문학회가 지난 10년간 대장암 수술 환자 3만 명을 분석한 결과, 2.5배 증가 추이로 나타났다. 그중에서 특히 60대 이상 환자의 비율이 2008년 60%까지 높아져 고령화 추세가 확연히 나타나고 있다.

대장에 용종이 있는 걸 모르고 방치했다가 암이 되는 경우가 많은데, 대장암의 80~90%가 대장 용종에서 비롯된다. 용종이란 대장 점막이 비정상적으로 자라 조그만 혹같이 돌출되어 있는 상태다. 모양이 마치 피부에 생긴 사마귀 같고 크기는 보통 0.5~2cm 정도지만 더 크게 자라는 경우도 있다. 처음엔 좁쌀만 하지만 콩,

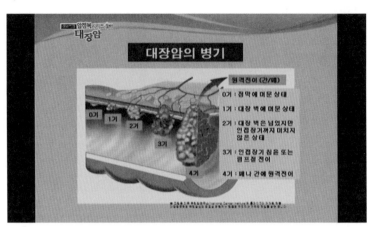

밤톨 정도로 점차 커지면서 대장암으로 발전한다. 한마디로 대장
암의 씨앗이라고 할 수 있다.

용종 크기가 클수록 암 발생률이 높아지는데 2cm 이상의 경우
암으로 발전할 가능성이 40% 이상이다. 용종이 대장암으로 가는
기간은 5~10년 걸리므로 이 기간 내에만 발견하면 대장암을 예방
할 수 있다. 대부분 용종은 증상이 없고 대장내시경 검사 또는 x선
촬영 등으로 우연히 발견되는 경우가 많다. 그러나 어떤 용종은 출
혈, 점액분비, 장기능 변화, 간혹 드물게 복통을 일으킨다.

용종은 한번 생겼던 위치나 다른 위치에 다시 생길 수 있다. 용
종이 1cm 미만이면 제거 후 3년 뒤, 1cm 이상이거나 여러 개라면
제거 후 1년 뒤 다시 내시경 검사를 받아 재발 여부를 반드시 확인

해야 한다.

50세가 넘으면 10명 중 2~3명은 대장 내에 용종이 있고, 60세 이상은 대부분 있다고 보면 된다. 4대 6 정도로 여성보다 남성에게 많이 생긴다.

이렇게 용종이 흔하지만 대장내시경을 규칙적으로 받는 사람은 적다. 정기적인 대장내시경은 대장암을 발견하는 데 아주 중요하다. 그런데 위내시경과 비교해 대장내시경을 하는 사람들은 1/4밖에 안 된다. 불쾌하다는 생각 때문에 대장내시경을 멀리하는데 대장암 예방에는 필수다.

대장암을 채변만으로도 검사하는 방법도 있다. 건강검진을 할 때 대장 잠혈검사를 주로 하는데, 대변 속 혈액의 유무로 대장암을 판단하는 비교적 간편한 방법이다. 그러나 용종에서 피가 나오리라는 보장도 없고 또 피가 났다고 하더라도 한 번의 대변검사로 발견되지 않을 수 있기 때문에 정확도가 떨어진다.

그렇다면 대장암이 확인되면 어떤 치료를 받게 될까?

같은 대장이라도 직장과 결장의 세포구조가 다르므로 부위에 따라 치료방법도 다르다. 항문 가까이에 생기는 직장암은 병기에 따라 수술과 항암치료, 방사선치료를 병합한다. 결장암의 경우 수술과 진행된 암에서는 항암치료를 하는데 요즘은 복강경수술을 하기도 한다. 암세포 크기에 따라 다르지만 방사선이나 수술을 하지 않고 내시경만으로도 치료가 가능하다. 조기에 발견하면 내시경으로 종양을 제거, 환자 10명 중 8명은 방사선이나 항암치료 없이 완치 가능하다.

과거 직장암의 경우 항문을 들어내고 인공항문을 달아야 했다. 90년대 중반까지만 해도 수술환자의 94%가 인공항문을 달았지만 2000년 들어서는 이 수치가 6%대로 떨어졌다. 그렇다면 우리가 알고 있는 대장암에 대한 일반 상식에 대한 진실을 알아보자.

대장암에 대한 진실과 거짓

Q 치질은 대장암으로 발전하기 쉽다?
Q 대장암에 걸리면 육류 섭취는 최대한 줄인다?
Q 오랜 시간 앉아서 일하면 대장암에 걸리기 쉽다?

Q 치질은 대장암으로 발전하기 쉽다?

A 대장암 때문에 항문 출혈이 있는데 치질로 오인하는 경우가 많다. 출혈량이 많고 색깔이 밝은 선홍색이면 치질일 가능성이 크고 출혈이 많지 않고 검붉은 색을 띠면 대장암일 가능성이 크다. 반대로 암 때문에 치질이 생길 수 있다. 그래서 나이 들어 치질이 생긴다면 대장암 검사를 받을 것을 권유한다.

Q 대장암에 걸리면 육류섭취는 최대한 줄인다?

A 육류가 대장암 유발요인이라고 해서 대장암에 걸린 후 육식을 전혀 안 하는 사람들이 있다. 그러나 육류가 대장암 세포를 키운다는 임상연구는 없다. 과다한 섭취는 피해야겠지만 항암치료를 위한 기초체력을 유지하려면 적절한 육류섭취는 필수이다. 수술 이후 채소만 먹는 것도 환자의 체력 저하를 유발해 좋지 않다. 피하면 좋은 음식으로는 생선회가 있다. 회는 기생충 또는 세균 감염 가능성이 크기 때문에 피하도록 권한다.

Q 오랜 시간 앉아서 일하면 대장암에 걸리기 쉽다?

A 대장암 예방에서 가장 중요한 건 운동이다. 그렇기 때문에 오랜 시간 앉아 있는 직업이라면 아무래도 대장암에 걸릴 확률이 높아진다.

02

4~50대 남성 사망원인 1위

간암

대부분의 암이 그렇지만 간의 경우는 더욱 심해서 3분의 2정도가 손상될 때까지도 특별한 증상을 보이지 않아 침묵의 장기로도 불린다. 하지만 일단 증상이 나타나면 치료가 어려울 정도로 손상됐을 가능성이 큰 것이 간암이다. 우리나라는 B형 간염에 의한 간질환이 만연돼 있기 때문에 세계적으로도 간암 발생률이 매우 높고 가정에서, 직장에서 중추역할을 하는 40~50대 사망원인 중 간암이 1위를 차지하고 있다.

치료비는 암 중에서 가장 많이 들고, 반대로 5년 생존율은 가장 낮은 암이 바로 간암이다. 간암에 걸렸다고 하면 단 몇 개월밖에 '살 수 없다!', '불치병이다!'라고 생각하지만 최근에는 여러 가지 새로운 조기진단 기술과 치료법 개발로 완치가 되는 경우도 적지 않다. OECD 국가 중 대한민국이 발병 1위를 차지한다는 간암에 대해서 알아보자.

간암은 남성이 가장 두려워하는 암 중의 하나일 정도로 여성보다 월등히 많이 나타나고 있다. 대한간암연구회에서 발표한 간암환자 비율을 보면 남자 81.2%, 여자 18.8%로 남자가 약 4배정도 높다. 환경적인 요인과 체질적인 요인이 함께 관여해서 그런 결과가 나타나는 것으로 보인다. 간암원인으로는 B형 간염 70~75%, C형 간염 10%, 알코올성 간염 5~10%, 지방간질환 등 기타 5~10%를 차지한다. 그런데 우리나라 30대 이상 성인 중 5~7%가 B형 간염 바이러스에 감염이 돼 있다. 간암 하면 술을 많이 마셔서 생기는 병이라고 생각하지만 술이 차지하는 비율이 그리 높지 않다. 술

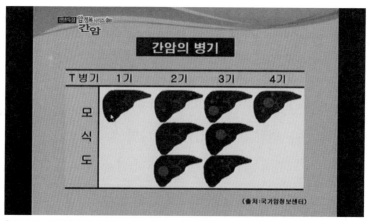

┃치료비는 암 중에서 가장 많이 들고, 반대로 5년 생존율은 가장 낮은 암이 간암이다.

보다는 간염의 영향이 더 크다. 그렇다고 술을 안심하고 마시면 안된다. 소주 한 병을 일주일에 3번 넘게 마시는 사람은 그렇지 않은 사람에 비해 간암 발병 가능성이 8배 이상으로 나타난다. 남성만 보면 10배 이상 높아진다.

간암이 전체 암 발병 순위로는 6위 정도에 해당하지만 40~50대 사망률로는 1위로 나타나고 있다. 그리고 암환자 5년 생존율('08~'12년) 중 간암은 30.1%로 췌장, 폐암에 이어 3번째로 낮다. 그러나 희망적인 건 10년 전 20.2%에 불과했지만 그동안 수술과 치료법의 발전으로 2배 정도 높아진 것이다.

간은 70%가 없어도 활동하는 데 무리가 없는 장기이다. 그만큼 이상이 있어도 증상이 안 나타난다는 것이라는 말인데, 그래서 간은 침묵의 장기라고도 불린다. 때문에 몸에 어떤 이상 징후가 있어서 병원을 찾았을 때는 이미 손 쓸 수 없을 만큼 많이 진행된 경우가 대부분이다.

B형, C형 간염 바이러스 보유자는 10명 중 1명이다. 450만 명에 달하는 B형 간염 바이러스 보유자 중 3명 중 1명은 간경변증, 간암으로 악화된다. 만약 본인이 간염이 있다면 절대 치료를 소홀히 하면 안 된다. 그런데 중간에 중단을 하거나 약을 잘 먹지 않는 사람들이 많다.

왜 간염이나 간경화가 암으로 이어지는 걸까? 간염 바이러스에 감염되면 이를 파괴하기 위해 면역세포가 활동하고 이때 정상 간 세포까지 함께 파괴되면서 간이 딱딱하게 굳는 간경변증이 생기고 간암의 위험성이 높아진다.

간경변이 나타나면 약을 대부분 장기간 복용을 해야 하지만 B형 감염의 경우 초기에는 몇 년 정도 복용을 하면 더 이상 바이러스가 증식되지 않게 된다. C형 간염도 주사와 약으로 치료하게 된다.

그렇다면 간염을 예방하려면 어떻게 해야 할까?

B형 간염의 경우 백신이 있기 때문에 간염검사를 해서 항체가 없으면 예방백신을 꼭 맞는 것이 중요하다. C형 간염은 백신이 없는데 혈액으로 전염되므로 문신을 새기거나 부항기기를 함께 쓰거나 면도기, 손톱깎이 등 다른 사람의 혈액이 묻을 수 있는 건 공동으로 사용하지 않는다.

간암이 진행된 경우에는 몸이 노곤하고 소화가 잘 되지 않으며 헛배가 부르고 식욕이 없어지면서 오른쪽 윗배에 불쾌감을 느끼는 등 막연한 증상이 나타난다. 가끔 우측 늑골 아래 단단한 돌덩이 같은 것이 만져지거나 통증을 느낄 수도 있다. 때로는 간헐적으로 바늘에 찔리는 듯한 아픔이 간 부위에서 느껴지기도 하는데 주로 밤중에 심해진다.

간암 검사는 혈액검사, 복부 초음파, CT 세 가지로 이루어진다.

Q 녹즙이나 건강보조식품, 간 건강에 도움이 얼마나 되나요?

Q 밥을 같이 먹으면 간염이 전염되나요?

Q 간에 있는 물혹이나 혈관종도 간암이 되나요?

Q 피임약을 장기 복용하면 간암이 생기나요?

Q 녹즙이나 건강보조식품, 간 건강에 도움이 얼마나 되나요?

A 농축된 생약제나 일부 항암에 좋다고 알려진 성분이 포함된 재료를 생즙을 내어서 먹는 사람들이 많은데 이는 오히려 간에 부담을 주고 독성이 강하기 때문에 간 건강을 해치는 경우가 종종 있다. 동물 간이 간암에 좋다고 일부러 챙겨 먹는 사람도 있다. 소의 간 등 동물 간을 먹으면 간암에 좋다는 속설도 있다. 일부 좋다는 것을 전체로 연구가 진행된 적은 있으나 과학적으로 증명된 것은 없다.

Q 밥을 같이 먹으면 간염이 전염되나요?

A B형 간염을 혈액으로만 전염된다. 또는 엄마의 간염이 태아에게 수직으로 전염된다. 때문에 술잔을 돌리거나 식사를 같이 한다고 전염이 되지는 않는다.

Q 간에 있는 물혹이나 혈관종도 간암이 되나요?

A 간낭종이나 혈관종이 발견되는 경우가 종종 있는데, 대부분 증상을 일으키지 않으며 간암으로 변하지 않는다. 다만 간낭종이나 혈관종이 조기의 작은 간암과 구별이 잘 안 되는 경우가 간혹 있으므로 주의를 요한다.

Q 피임약을 장기복용하면 간암이 된다?

A 8년 이상 장기 복용하면 위험도가 커진다는 보고는 있으나 간염이나 간경화로 인해 생기는 것에 비하면 위험도는 그리 크지 않다.

대표적인 간암 치료법으로는 절제 및 간이식술, 고주파 열치료, 동맥화학색전술이 있다. 간은 상당 부분 절제를 해도 기능엔 크게 문제가 되지 않는다. 70%까지 손상을 입어도 티가 안난다. 절제를 해도 활동엔 무리가 없다. 어느 정도까지는 다시 커진다. 수술 안전성이 비약적으로 발전하여 수술 사망률 또한 3% 이하다.

간이식 수술은 간기능이 저하된 초기 간암의 경우 이상적이다. 종양의 개수가 많아 수술적 절제가 어려울 때, 조기 간암의 경우 간이식 수술 후 간암 재발 없이 5년 생존율을 80%까지는 기대할 수 있다.

고주파 열치료는 크기가 3cm 이하로 종양 수가 3~5개 이하인 경우 절제술에 근접하는 치료로 효과적이다. 경동맥화학색전술은 수술과 고주파 열치료를 못할 경우에 시도하게 된다. 종양이 여러 개거나 혈관을 침범하거나 간기능이 저하되어 있는 경우다.

그런데 간암은 재발률이 아주 높다. 두더지 잡기 게임처럼 한 곳의 암 덩어리를 제거해도 암세포가 다른 쪽에서 고개를 들고 발생하는 경우가 많다. 간암의 원인인 감염 바이러스 때문이다. 간 전체를 간암이 발생할 수 있는 밭으로 만드는 것일 수도 있다. 또한 간은 혈관과 림프관 등이 그물처럼 엮인 형태로 발달돼 있어 암의 간 내 전이가 잘 일어나는 것도 재발이 잘 되는 원인 중 하나다.

간암 수술은 40~80%까지 재발한다. 대부분 만성적인 간질환을 동반하고 있기 때문에 수술 후에도 예후가 아주 나쁜 것이 간암이다. 5년 정도 지나면 50% 정도에서 재발하게 된다. 그러나 재발한 경우에도 종양의 범위가 크지 않고 남은 간이 잘 버텨준다면 재수술을 비롯 여러 치료법을 시행할 수 있다.

03

빨리빨리 위암도 빨리빨리

위암

밥통으로 불리는 위는 인체 소화기관 중 음식물을 처음 접하는 부위기 때문에 식생활의 영향을 많이 받을 수밖에 없다. 과거에 비해 발생률과 사망률은 낮아졌지만 여전히 세계에서 위암 발병률이 가장 높은 나라가 대한민국이다. 대한민국 성인의 경우 세계보건기구가 정한 발암물질인 헬리코박터균을 약 60% 정도가 갖고 있고, 또 짠 음식, 탄 음식 등을 즐기기 때문에 위암에 노출될 수밖에 없는 환경이 형성되어 있다. 지피지기면 백전불패! 적을 알고 나를 알면 백 번을 싸워도 위태롭지 않다는 말이 있듯이 암 또한 마찬가지다.

위암은 여전히 한국인에게 발병하는 암으론 1위이다. 국가암정보센터에서 집계한 2012년 주요 암 발생 현황을 보면 전체 2만 2

천여 명의 신규 암환자 중 갑상선암을 제외하고 위암이 3만 800여 명으로 가장 많았다. 전체 신규 암 환자 중 13.8%에 해당하는 수치다. 남녀를 나누어서 보면 남성에서는 위암이 2만 800여 명으로 18.5%를 차지해서 단연 1위이고, 여성에서는 갑상선암, 유방암, 대장암에 이어 1만여 명의 신규환자가 발생, 9%를 차지해서 4위에 해당된다.

세계적으로도 한국에서 특히 위암이 발병률이 높은데, 특별한 이유가 있을까? 위암은 갑자기 나타나는 게 아니라 오랜 세월을 거치면서 식생활, 생활습관, 유전 등 복합적인 원인에 의해 발생하는데 우리나라 위암 발병률은 서양보다 높다. 식생활 영향이 가장 큰데 젓갈, 김치, 찌개 등 짜게 먹는 식습관으로 인해 세계보건기구의 1일 소금권장량 5g에 3~4배 많은 양을 섭취한다. 소금은 그 자체가 발암물질은 아니지만 과다섭취 시 위벽에 손상을 주기 때문에 발암물질의 작용을 도와 위암을 발병률을 높인다. 또한 한국인은 고기나 생선을 직접 불에 구워먹는 것을 좋아하는데 맛은 있지만 탄 부위에는 다량의 발암물질이 포함되어 있다. 그리고 우리나라의 높은 흡연율과 과음하는 음주문화도 원인으로 보고 있다. 위암의 원인 중 하나인 헬리코박터 파일로리 균에 감염된 비율도 서양이 20~30%인데 비해 한국인의 감염률은 60%로 높은 것도 그 이유 중 하나다.

말로만 듣던 헬리코박터균은 과연 무엇일까? 위 안에는 강한 산성인 염산이 분비되기 때문에 일반적인 세균들은 살 수가 없다. 하지만 헬리코박터균은 요소분해효소를 이용해 암모니아를 분해, 강한 산성 환경인 위 내에서도 살 수 있는 세균이다. 감염이 지속되면 위점막에 위축성 변화와 장상피화생을 유발하여 위암 발생률을 약 3배 증가시키는 것으로 알려져 있다. 감염자가 많은 이유로는 한국인의 경우, 찌개, 물김치 등을 같이 떠먹는 식습관이 있어서 그런 것 같다.

헬리코박터 감염 경로는 일반적인 소화기 감염증과 경로와 비슷하다. 헬리코박터에 감염된 사람의 침이나 대변 등에는 헬리코박터균이 나오는데 이 헬리코박터에 오염된 물이나 음식을 다른 사람이 먹으면 감염된다. 우리나라에서는 아이들에게 입으로 음식을 씹어서 준다거나, 찌개, 물김치 등 음식을 같이 먹는 동안 전염이 되는 경우가 많다.

건강검진을 통해 조기위암을 진단받은 환자 중 80~90%가 아무런 증상이 없었다. 위암은 병변이 진행된 후에 증상이 생기는 경우가 많고, 조기 위암의 경우 대부분 증상이 없고 있더라도 상복부 불편감이나 명치의 통증과 같은 비특이적 증상이 대부분이다. 때문에 조기에 위암을 발견하기 위해선 아무런 증상이 없더라도 정기적인 내시경 검사를 받아야 한다.

위암, 이런 증상이 나타난다!

증 상	빈 도
속쓰림, 복부통증	62%
체중감소	31%
소화불량	29%
오심, 구토	26%
식욕부진	16%
무증상	11%

속쓰림은 위암 환자들이 가장 많이 호소하는 통증이다. 공복시에 많이 생기지만 식후에도 나타날 수 있고 단순 속쓰림부터 참기 힘들 정도의 날카로운 통증까지 다양하게 나타난다. 그리고 이유 없는 체중감소는 위암뿐 아니라 모든 종류의 암 또는 당뇨와 같은 성인병을 의심해야 하는 위험한 증상이다. 위암으로 인한 체중감소는 소화불량, 식욕부진, 구토, 통증 등으로 인해 식사량 감소가 가장 큰 원인이 된다. 2~3개월 지속적으로 체중이 감소하면 자세한 검사를 받는 것이 좋다. 대표적인 5가지 증상 외에도 무증상이 11%나 된다. 이렇게 가벼운 증상부터 피를 통하는 심한 증상까지 다양하므로 어떠한 증상이라도 2주 이상 지속된다면 반드시 전문의의 진료를 받아야 한다.

228

20년 전만 해도 조기위암은 20~30%에 불과했지만 최근 건강 의식의 향상 및 국가에서 시행하는 건강검진 등을 통해 전체 위암 환자 중 조기위암 비율이 50%를 차지할 정도로 많아졌다. 가장 강조되는 것은 40세 이후에는 적어도 2년에 한 번은 위내시경 검사를 받아야 조기에 발견할 수 있다는 것이다.

위암검사법에는 내시경, 복부CT, PET CT 등이 있다. 가장 정확한 방법은 위 내시경이다. 위 내시경이 부담스러운 사람들은 약을 먹고 x-ray를 찍는 위조영촬영술을 하게 되는데 내시경에 비해 진단력이 떨어지고 위조영촬영술에서 의심이 되면 조직검사를 하기 위해서 내시경을 또 해야 하는 번거로움이 있다. 내시경을 통해 위암 판정을 받은 사람들은 CT, MRI 등 추가검사를 통해 전이 여부를 알아낸다.

하지만 위 내시경으로 95% 정도 진단이 되지만 내시경으로 쉽게 관찰하기 어려운 경우도 있다. 아주 초기의 암이나 작은 크기의 병변인 경두 점막면은 정상적으로 보이면서 주로 점막하층으로 넓게 암세포가 퍼져나가는 경성암인 경우 조직검사에서도 암세포가 나오지 않는 경우가 많아서 진단에 어려움이 있다. 이런 경우 2~3개월 후 추가적인 내시경검사 및 조직검사, CT 검사, 혈액검사를 추가로 시행해서 진단이 가능하게 된다.

대장암의 경우 용종같이 암이 되기 전 단계가 있다. 위도 암으로 가기 전 단계가 있다. 위용종은 위에서 드물게 발생하며 대부분 암으로 발전하지 않지만 2cm 이상이면 암으로 발전할 가능성이 높아진다. 만성위축성 위염은 위점막이 위축되어 얇아지면서 염증이 생기는 위의 노화현상으로 40대 이후에 많이 발생하며 장상피화생은 위점막세포가 소장이나 대장의 점막세포와 비슷한 모양으로 바뀌는 것을 말한다. 이는 이후 위암으로 발전할 가능성들이 있는 단계들이다.

우리나라 사람들 같은 경우 위염은 조금씩 누구나 갖고 있다고 생각하고 대수롭지 않게 여기는 경우가 많은데 만성위축성위염은 절대 그렇게 방치하면 안 된다. 만성위축성위염은 단순 위염과는 다르다. 단순 위염은 일시적이며 정상적으로 회복이 가능하다. 또한 만성위축성위염과 장상피화생이 있다고 모두가 당장 암으로 발전하는 것은 아니고 10~20년이 소요되기 때문에 진행을 억제하기 위해 식습관 개선과 정기적인 내시경 검사를 받도록 하고 있다.

그렇다면 만성위축성위염이나 헬리코박터균 등이 있다면 위 검사는 얼마나 자주 받는 게 좋을까? 일반적으로 40대 이상 최소 2년에 한 번씩 위 내시경 검사를 권고하고 있다. 그러나 용종, 위염, 장상피화생, 위절제술 과거력이 있는 사람, 가족력이 있는 사람들은 위암발생의 고위험군으로 40세 이전이라도 최소 1년에 한번씩 정기적인 위 내시경 검사를 받아야 한다.

보통 젊으면 체력이 좋기 때문에 암도 더 잘 이겨낼 거라고 생각하지만 젊을수록 위암은 더 치명적이라는 얘기도 있다. 젊은 사람들은 소화불량, 속쓰림 등의 증세가 있을 때 별거 아니겠지 지내다가 진단이 늦어지는 경우가 많고, 장년층에서 생기는 위암과 다르게 번져나가는 침윤형 위암이 많기 때문에 암의 공격력도 강하다. 그래서 젊을수록 위암이 치명적이라고 생각하기 쉽지만 수술 가능한 시기에 발견하면 중, 노년층보다 오히려 치료성적이 좋다. 결론적으로 젊은 층에서 공격력은 강해 진단이 늦어져서 수술이 불가능한 경우엔 예후가 좋지 않지만 조기에 발견만 하면 전신상태가 좋기 때문에 예후도 더 좋다.

위암의 경우 한국인에게 가장 많이 나타나는 만큼 잘못 알려진 상식도, 궁금한 점들도 많다. 여기서 위암에 대한 궁금증을 풀어보자.

위암, 이것이 궁금하다!

Q 위궤양이 심해지면 위암이 된다?

Q 위암이 생겨 속이 아프면 위염 약을 먹어도 증상이 좋아지지 않을 것이다?

Q 위를 잘라내면 위암이 재발되지 않는다?

Q 위암은 유전성이 높다?

Q 매운 음식이 위암을 유발한다?

Q 위궤양이 심해지면 위암이 된다?

A 위궤양이 위암으로 발전하는 경우는 매우 드문 것으로 알려졌다. 하지만 위암이 궤양과 동반하여 발생할 수 있으므로 위궤양이 있는 경우에는 조직검사 등으로 반드시 확인해야 한다. 또한 약물 치료에도 잘 치료가 되지 않고 지속된다면 위암을 의심해봐야 한다.

Q 위암이 생겨 속이 아프면 위염 약을 먹어도 증상이 좋아지지 않을 것이다?

A 그렇지 않다. 위암으로 속이 쓰리고 아플 때도 위염과 마찬가지로 제산제 등 위염 약을 복용하면 금세 증상이 좋아진다. 때문에 위염으로 오인하여 진단시기를 놓치는 경우가 있다. 즉 증상은 좋아질 수 있지만 위암은 그대로 있는 것이다.

Q 위를 잘라내면 위암은 재발하지 않는다?

A 모든 암은 수술을 받았다 해도 재발의 위험은 있게 마련이다. 물론 재발률은 수술 당시 병의 진행정도인 병기에 따라 차이를 보인다. 재발부위는 남아 있는 위에도 생길 수 있지만 복막, 간, 폐 그리고 림프절 등 위 밖에 생기는 경우가 대부분이다. 재발은 보통 2년 이내에 80%가 발생하고 5년 이후에는 재발이 드물다. 그래서

수술 후 5년 동안은 매년 위내시경, CT를 통해 재발 여부를 검사한다.

Q 위암은 유전성이 높다?

A 유명한 위암 가족으로 나폴레옹이 있다. 그의 조부 및 부친이 모두 위암으로 사망했고 나폴레옹도 위암이 발견되었다고 한다. 다른 암과 같이 위암도 어느 정도 가족성 경향이 있는데 위암 환자의 10~15%에서 위암 가족력이 있고 형제자매 중 위암환자가 있는 경우 위암 발생률이 약 2~3배 증가한다. 하지만 이러한 위암의 가족성 경향이 유전도 일부 영향을 미치겠지만 그보다는 가족들의 공통적인 식생활 습관과 환경적인 요인이 더 중요한 원인일 것으로 보인다.

Q 매운 음식이 위암을 유발한다?

A 매운 음식 자체가 위암을 발생시킨다는 직접적인 근거는 아직 없다. 그러나 매운 맛은 혀의 감각을 둔하게 하여 짠 맛을 덜 느끼게 하고, 염분 섭취를 더 많이 하게 만들어 발암의 보조인자로 알려져 있다. '시원하다' 하면서 뜨거운 국물을 식히지 않고 먹는 것도 고쳐야 할 식생활습관이다. 뜨거운 차를 매일 마시는 중국인의 경우 식도암 발생률이 높은데 뜨거운 음식에 만성적으로 노출되면

식도와 위점막이 손상되어 암 발생위험이 높아진다.

위암 예방뿐만 아니라 가족의 건강에 가장 큰 역할을 담당하는 사람은 의사가 아니라 어머니들이다. 위암 원인 중 가장 중요한 것이 식습관인데 한 사람의 입맛과 식습관은 어머니의 손끝과 교육에서 결정되기 때문이다. 자신의 입맛이 맵고 짜다고 생각되거나 가족들 때문에 할 수 없이 자극적인 음식을 만드는 어머니들은 자신과 가족의 건강을 위해 과감히 소금, 조미료 등의 사용량을 줄여야 한다. 또한 식사시간이 불규칙하고 급하게 밥을 먹거나 과식, 편식하는 자녀들의 식습관을 올바로 교육해야 한다.

위암을 예방하기 위해 이것만은 꼭해라 하는 것이 있다면 그것은 바로 금연이다. 흡연은 모든 암의 중요 원인이다. 흡연은 폐암뿐만 아니라 위암, 간암에서도 암 발생률을 1.5배 높이기 때문에 새해에는 반드시 금연을 하기 바란다.

위암은 아직 완전히 정복되지는 않은 질병이다. 하지만, 조기발견만 한다면 완치할 수 있는 병으로 정기검진을 꼭 챙겨 받으라고 다시 한 번 강조하고 싶다.

04

마음까지 다치게 만드는
유방암

여성의 가슴은 아름다움의 상징이
이자 모성의 상징이기도 하다. 그렇기 때문에 유방암 환자들은 건
강상의 어려움뿐 아니라 심적으로 느끼는 상실감이 엄청나게 크
다. 그럼에도 불구하고 최근 10년간 국내 유방암 발생률은 빠르게
증가하고 있다. 특히 35세 미만의 젊은 여성 유방암 환자는 4배가
량 증가해 심각한 문제로 제기되고 있다. 서구화된 식생활, 늦은
결혼과 출산율 및 모유수유 감소 등이 유방암이 많아지고 있는 원
인으로 꼽히는데, 다행히 조기에만 발견하면 생존율이 95%로 예후
가 좋고 무조건적인 절제보다는 유방의 모양을 보존하는 치료법이
점차 늘고 있다. 건강뿐만 아니라 마음까지 다치게 만드는 유방암!
더 깊이 알아보자.

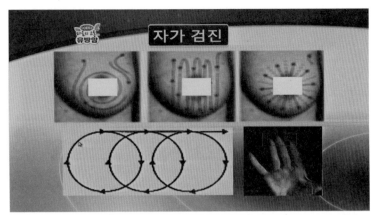

자가 검진

▌유방암 자가진단을 처음 검진하는 경우 한 달 동안 매일 검진해서 자신의 유방 특성을 파악하는 것이 중요하다.

여성에게 생기는 전체 암 중에 갑상선암을 제외하면 유방암이 1위이다. 국가암정보센터 2012년 자료에 의하면 갑상선 32.2%, 유방 14.8%, 대장 10.3%로 나타난다. 뿐만 아니라 근래에 유방암 환자들도 꾸준히 늘고 있다. 한국유방학회 2014 자료에 의하면 1996년 3,801명이던 유방암 환자는 2011년에 16,967명으로 증가, 15년 사이에 4배 이상 늘어나 한 해 유방암 발생환자 수가 1만 5천 명을 넘어섰다.

이렇게 유방암 환자들이 급격하게 늘어나는 이유는 식생활 습관의 변화, 늦은 결혼에 따라 출산 연령이 높아진 것, 모유수유를 하지 않는 것, 여성들의 사회활동이 많아진 것 등으로 꼽을 수 있다.

유방암 자가 진단법도 있다. 1단계, 양팔을 편하게 내려놓은 후 양쪽 유방을 관찰해 본다. 양손을 뒤로 깍지 끼고 팔에 힘을 주면서 앞으로 내민다. 양손을 허리에 짚고 어깨와 팔꿈치를 앞으로 내밀면서 가슴에 힘을 주고 앞으로 숙인다. 한쪽 유방이 평소보다 커졌거나 늘어졌을 때, 평소와 다르게 유두가 들어가 있거나 유두 피부가 변했을 때, 평소와 달리 윗팔이 부어 있을 때, 혹은 유두에서 분비물이 나오거나 비정상적인 덩어리가 만져졌을 때, 마지막으로 림프절이 커져 있을 때 유방암을 의심해 봐야 한다.

명울이 잡히거나 유두에서 분비물이 나오면 유방암일 확률이 높지만 자가진단 시 주의할 점이 있다. 명울을 헷갈리지 말고, 분비물 또한 헷갈리지 말아야 한다. 피부 습진에도 헷갈리지 말아야 한다.

유방암 자가진단을 처음 검진하는 경우 한 달 동안 매일 검진해서 자신의 유방 특성을 파악하는 것이 중요하다. 그다음부터는 생리를 하는 여성들은 매달 생리 후 3~4일 정도 후에 유방이 가장 부드러운 시기에 하면 좋다. 폐경이나 임신 등으로 생리가 없는 여성들은 한 달에 한 번 날짜를 정해서 하면 된다.

명울이 만져지면서 통증이 있어서 유방암이 아닌가 걱정하는 여성들도 많다. 대부분 유방 덩어리는 양성이다. 그리고 유방암의 대부분은 통증이 느껴지지 않는다. 일반적으로 여성의 70% 정도는 유방 통증을 가지고 있는데, 암보다는 생리적 변화가 있을 때 느끼는 경우가 더 많다. 그러니 통증이 있다고 무조건 겁부터 먹을 필요는 없다. 하지만 조금이라도 의심스럽다면 정확한 검사를 받는 게 좋다.

유방암 검사는 유방 초음파와 MRI가 있다. 20대에 특수 방사선을 이용하는 유방촬영술은 일반적인 가슴 X선 촬영보다 방사선 피폭량이 많으므로 20~30대 여성이 매년 유방촬영술을 하면 오히려 유방암 발병률이 높아질 수 있다. 따라서 20대는 우선 초음파 검사를 먼저 시행한다. 30대에는 위험도가 높아지므로 매년 유방 진료를 받고 초음파 검사를 위주로 한다. 유방촬영술은 경우에 따라 진행한다. 40대 이후에는 매년 유방촬영술과 초음파 검사를 병행해야 좋다.

국가에서 하는 암검진에서는 유방촬영술을 실시하는데 치밀 유방이기 때문에 유방 초음파를 해보란 얘길 들었다는 사람이 많을 것이다. 치밀 유방이란 유방을 구성하고 있는 조직 중에 유즙을 만들어내는 유선조직(젖샘조직)의 양은 많고 상대적으로 지방조직의 양은 적어 유방엑스선 검사를 하였을 때 사진이 전반적으로 하얗게 나오는 것을 의미하며 고도 치밀 유방은 아주 하얗게 나오는 것을 의미한다. 유방사진이 하얗게 나올 때 문제가 되는 것은 유방에 생기는 혹은 유선조직에서 생기는 것이기에 혹도 하얗게 보인다. 이 경우 하얀 눈밭에서 하얀 공을 찾는 것처럼 유방사진만으로는 혹이 있는지 없는지 알 수 없는 상태가 된다. 우리나라 젊은 여성의 경우 치밀 유방이 많다.

유방암, 이런 여성일수록 잘 걸린다!

초경이 빠르거나 폐경이 늦었다

초산이 30세 이후이거나 수유 경험이 없다

폐경 후 비만해졌다

술을 자주 마시고 흡연을 한다

경구피임약을 오랫동안 복용 중이다

초경이 빠르고 폐경이 늦었다는 건 그만큼 에스트로겐에 노출되는 기간이 길었다는 것이다. 이는 유방암에 걸릴 확률을 높인다. 서울대 의과대학에서 연구한 결과 비만지수가 25 이상이거나 체중이 64킬로그램 이상인 폐경여성의 유방암 위험도는 3~5배 높았다. 이는 축적된 지방이 호르몬 대체물질을 제공할 수 있기 때문에 유방암 발생 가능성이 높아지는 것이다.

그리고 술을 마시고 안 마시는 자체보다 마시는 술의 양이 중요하다. 20년 이상 음주한 여성에서 보다 위험이 높아진다. 알코올은 에스트로겐 혈중농도를 높이기 때문이다. 흡연의 경우도 25세 이전에 담배를 피기 시작한 경우 유방암 위험도가 14배 증가한다.

경구피임약을 오랫동안 복용한 여성도 고 위험군에 속한다. 경구피임약을 복용 중이면 한 해 24% 유방암 확률이 증가한다.

여성들이 가장 많이 걸리는 유방암! 그만큼 잘못 알려진 상식도 많다. OX로 알아보는 유방암의 진실과 거짓에 대해서 알아보자.

OX로 알아보는 유방암의 진실과 거짓

Q 유방이 큰 여성이 유방암에 잘 걸린다?	X
Q 수면 중엔 브래지어를 착용하지 않는 것이 좋다?	O
Q 가슴 마사지, 유방암 예방에 효과적이다?	X
Q 남성은 유방암에 걸리지 않는다?	X
Q 폐경 후 호르몬 치료는 유방암의 원인이 된다?	O

Q 유방이 큰 여성이 유방암에 잘 걸린다?

A 유방암은 유관과 소엽인 유선에서 주로 발생하는데 유방의 크기는 지방의 양에 따라 결정된다. 그러므로 유방의 크기와 유방암은 관련이 없다.

Q 수면 중엔 브래지어를 착용하지 않는 것이 좋다?

A 많은 여성들이 브래지어를 계속 착용하고 있어야만 가슴의 모양이 예뻐지고 탄력이 유지된다고 믿는다. 장시간 착용은 가슴의 혈액 및 림프 순환을 방해하고 소화불량과 같은 증상을 일으킬 수

있다. 24시간 착용하는 여성이 전혀 착용하지 않는 여성에 비해 유방암에 걸릴 확률이 매우 높다는 연구도 있다.

Q 가슴 마사지, 유방암 예방에 효과적이다?

A 많은 사람들이 가슴 마사지, 혹은 가슴에 지속적인 터치를 가하면 뭉쳐진 근육을 풀어주는 것처럼 유방암을 예방할 수 있다고 오해하는데 전혀 무관하다.

Q 남성은 유방암에 걸리지 않는다?

A 남성 유방암 환자수가 많지는 않지만 2012년의 경우 448명의 남성이 유방암 진단을 받았다. 전체 유방암 환자의 0.5%에 해당한다.

Q 폐경 후 호르몬 치료는 유방암의 원인이 된다?

A 에스트로겐의 분비가 많으면 유방암에 걸릴 확률이 높아지는 것처럼 5년 이상 여성 호르몬제를 투여받으면 아무래도 유방암에 걸릴 확률이 높아진다. 의사와의 상담을 통해 처방을 받고 지속적인 관찰이 필요하다.

유방암의 치료는 유방보존술과 유방절제술로 나뉜다. 보존술은 괜찮은데 절제술 같은 경우 많은 여성들이 기피한다. 여성의 상징인 가슴을 절제한다고 하면 다들 꺼린다. 그래서 최근에는 선행화학요법으로 종양의 크기를 감소시켜 유방절제술을 해야 하는 환자에게 보존술이 가능하도록 하고 있다.

유방암의 재발률은 20~30% 정도이다. 특히 수술 후 3년 이내에 재발할 확률은 70%다. 5년 내 재발할 확률은 90%에 이른다. 재발을 경험한 환자의 50% 이상이 또다시 재발하는 악순환을 경험한다. 이는 조기 유방암 환자라고 해도 재발위험을 100% 피할 수 없다.

그러므로 수술 등 치료 후에도 검사를 정기적으로 받아야 한다. 유방암의 조기발견이 중요한 것처럼 재발도 초기에 발견하는 것이 중요하다. 따라서 수술 후 정기적 추적검사를 소홀히 하면 안 된다. 특히 수술 전 병기가 높았거나 치밀 유방, 젊은 연령일수록 철저한 추적검사가 필요하다. 수술 후 첫 3년간은 3개월마다, 이후 2년간 매 6개월마다, 그 이후에는 1년에 1회 정기검사를 받는 것이 좋다.

가슴은 여성의 자존심이기도 하기에 그만큼 유방 재건술에 대한 관심도 높다. 유방 재건술은 자가조직을 이용하거나 보형물을 이용하는 방법이 있다. 자가조직의 경우 대체로 복부의 지방과 근육을 사용, 피부에 여유가 없거나 탄력이 거의 없을 때 적당하다. 복부 근육과 지방은 유방의 것과 비슷해 좋은 촉감을 유지할 수 있다. 보형물은 실리콘을 사용하는데 가슴근육과 피부가 넉넉히 남아 있을 때 효과적이다. 이물감이 거의 느껴지지 않는다는 장점도 있다.

유방암은 재발률이 높은 만큼 이후 관리도 아주 중요하다.

유방암 환자 관리법

- 식이요법
- 체중조절
- 림프부종 예방
- 수술 후 팔운동
- 건강보조식품, 대체요법, 민간요법에 지나치게 의존하지 말 것

채소와 과일을 적극적으로 섭취하는 것이 좋다. 일반적으로 콩 제품을 충분히 섭취하는 것은 허용하되 보충제로 추가섭취나 과량 섭취는 금하는 것이 좋다. 총 지방 섭취량의 증가는 유방암의 발생률을 높일 가능성이 있고 식물성 기름을 골고루 사용하되 한 끼에 1찻술 정도만 섭취하라. 육류는 기름이 많은 부위를 피하고 살코기로 주 1~2회 섭취하는 것이 좋다. 비만인 사람은 유방암 발병률도 높으며 재발률도 높다. 적절한 운동과 열량계산을 통해 적정 체중을 유지하는 게 중요하다.

림프부종 예방과 수술 후 팔 운동도 중요하다. 림프부종이란 수술을 받은 쪽의 팔이 붓는 현상을 말하는데, 이를 예방하려면 수술을 받은 팔에서 피를 뽑거나 혈압을 재지 않고 수술받은 쪽에 약물주사를 맞지 않는다. 또한 수술받은 쪽은 팔이나 손에 꼭 끼는 옷은 피하고 시계, 반지도 느슨하게 착용해야 한다. 휴식을 취할 때 수술받은 팔은 심장보다 높게 한다. 그리고 수술한 후 적절한 팔운동을 하면 통증과 뻣뻣함을 없애주고 팔이 붓는 증상도 예방해 준다.

유방암 환자 관리법으로는 건강보조식품, 대체요법, 민간요법에 지나치게 의존하지 말 것을 당부한다. 암의 재발에 대한 두려움으로 의학적으로 검증되지 않은 방법을 지나치게 의존할 경우 경제적인 부담뿐 아니라 오히려 건강을 해칠 수 있다.

옆에서 지켜보는 남편들의 역할도 아주 크다.

남편을 위한 지침

- 우선 묵묵히 들어줘라.

- 유방암 자가진단법을 익혀 진단을 도와줘라.

- 병원에 같이 가고 부부관계를 기피하는 아내를 이해하되, 사랑의 표현을 아끼지 마라.

- 가사노동이나 자녀교육의 부담을 덜어줘라.

- 아내를 안아주고 웃게 하라.

05

발병 원인 80%가 흡연 탓

폐암

매년 약 22만 명의 신규환자들이 발생하는 암! 그중에서도 전체 암 중 발생률은 4위이지만 사망자 수는 가장 많아서 독한 암으로도 불리는 것이 바로 폐암이다. 전체 암환자의 5년 생존율이 68.1%인데 비해 폐암은 겨우 21.9%에 불과하다. 폐암은 초기증상이 아예 없거나 기침과 가래 등 일반적인 감기나 기관지염 증상과 비슷해서 방치하는 경우가 많다. 그래서 폐암 환자의 3분의 2가 꽤 진행된 다음에 병원을 찾는다.

우리나라의 경우 중년 이후에 폐암이 주로 발생하는데, 폐암 하면 흡연자만 걸릴 거라고 생각하기 쉽다. 하지만 최근에는 비흡연자인 여성폐암 환자들이 급격히 늘어서 경각심이 더욱 높아지고 있다. 조기발견도 치료도 어려워 더욱 무서운 폐암에 대해서 알아

보자.

　국가암정보센터에서 발표한 2013년 주요 암 사망자 수를 보면 폐암이 1만 7천여 명으로 1위로 나타나고 있다. 그 뒤를 간암, 위암이 잇고 있다. 그런데 2012년에 새로 발생한 주요 암들의 발생률을 보면 1위가 갑상선암, 2위 위암, 3위 대장암에 이어 폐암은 4위에 해당한다.

　발생률은 4위인데, 왜 사망자 수는 가장 많을까? 그것은 조기 발견이 어렵기 때문이다. 폐는 내부에 신경이 없기 때문에 거의 자각증상이 없다. 있더라도 기침이나 가래 등 아주 가벼운 감기 증상으로 나타난다. 또는 흡연자들의 경우 담배 때문에 그러려니 하고 방치하다가 나중에 심각성을 깨닫고 병원을 찾았을 때는 암이 이미 상당히 진행돼서 효과적인 치료가 어려운 경우가 대부분이다.

　폐암 초기에 해당하는 1기에 발견하여 적절한 치료를 받으면 5년 이상 생존율은 약 60~70%로 높은 편이다. 좀 더 진행된 2기는 약 40~50%, 3기a는 20~30% 정도를 보고, 수술적 절제가 불가능한 3기, 혹은 다른 장기에 전이가 된 4기로 가면 5~10% 정도 뚝 떨어진다. 그런데 대부분의 폐암환자들이 초기증상이 없어 병원을 찾아올 때는 3기, 4기인 경우가 많다. 그래서 폐암의 평균 생존율이 암 중에서 가장 낮은 것이다.

　그렇다면 폐암의 진행단계별 증상을 알아보자.

1. 국소적으로 암이 커졌을 때

    대부분 무증상, 기침, 객혈, 호흡곤란, 흉통
2. 진행형 혹은 다른 장기에 전이됐을 때

    쉰 목소리, 삼킴 장애, 상대정맥증후군, 뇌기능 장애, 두통,

    구토, 뼈의 통증, 식욕부진, 발열, 이상 호르몬 생성

먼저 국소적으로 암이 커졌을 때 나타나는 증상 중 폐암 환자의 75%가 잦은 기침을 호소하였다. 하지만 대부분 증상이 없다가 증상이 있어야 병원을 찾는다. 절반 정도가 숨이 찬 호흡곤란을 느낀다. 암이 후두신경을 침범하면 쉰 목소리가 나고 식도를 침범하면 삼킴 장애를 유발한다. 다른 장기로 전이됐을 때 그게 뇌라면 드물지만 뇌기능 장애가 오거나 두통을 느끼고 뼈로 전이되면 뼈의 통증을 호소한다. 암이 진행되면 암이 진행되면 암세포 자체에서 생성되는 물질 때문에 식욕부진, 발열 등의 이상 증상이 드물게 나날 수 있다.

흡연이 폐암 발병의 주된 원인이 된다는 상식이 일반적이다. 미국의 한 자료에 의하면 남자 흡연자가 폐암으로 사망할 확률은 비흡연자보다 20배 이상 높은 것으로 보고되고 있다. 한국의 경우 비흡연자의 폐암발생 빈도가 높아서 폐암발생이 흡연자에서 5~8배 이상 높은 것으로 보고되고 있다. 국립암센터에서 치료를 받고 있

는 폐암환자의 80% 이상이 흡연자인 것만 봐도 폐암 발생 원인으로는 흡연이 가장 크다.

흡연 외의 요인도 있다. 폐암 환자의 약 80% 이상이 흡연 때문이고 이외에 공해 등 환경적 요인, 비소나 석면, 크롬 등에 노출, 라돈 등 방사선 물질에 노출, 유전적 요인 등이 폐암을 일으키는 원인이 될 수는 있다. 하지만 주요 원인은 대부분 흡연 때문이다.

그렇다면 담배를 당장 끊으면 폐암의 공포에서 얼마나 벗어날 수 있을까? 금연을 하면 위험도를 줄일 수 있지만 비흡연자 수준으로 낮출 순 없다. 많은 환자들이 담배를 끊었는데 왜 폐암에 걸렸는지 이해할 수 없다고 하는데 20년 동안 발암물질에 노출되었고 발암물질에 노출되어 유전자에 일단 변이가 생기면 담배를 끊는다고 해서 바로 멈추지 않는다. 때문에 담배는 처음부터 피우지 않는 것이 상책이다. 10여 년 이상 담배를 피웠다면 현재 끊더라도 매년 폐암 발병 여부를 검진받아야 한다. 그래도 다행인 것은 미국암협회(ACS) 보고에 의하면 금연을 하면 약 10년 후에는 폐암이 발생할 확률이 계속 흡연하는 것보다 절반 정도로 줄어든다고 하니 지금이라도 끊는 게 좋다.

그렇다면 비흡연자였지만 폐암으로 타계한 법정 스님 같은 경우는 어떻게 해석해야 할까?

폐암에 걸린 사람들 중 대다수인 80% 이상에서 흡연의 경력이 있지만 반대로 나머지 20%는 흡연과 연관이 없다. 즉 모든 폐암이 직접적인 흡연 때문에 생기는 것이 아니다. 간접흡연, 방사선노출, 바이러스 감염, 대기입자, 음식요인 등도 원인이 될 수 있다. 법정 스님의 경우는 가족력이나 어렸을 때 간접흡연에 노출되었을 가능성이 있다고 본다.

2008년 새로 폐암으로 등록된 환자들 연령대를 보면 40대에 1000명을 넘어서고 50대부터 급격하게 증가해서 2822명, 60대는 5813명, 70대 6385명으로 계속 증가하다가 80세 이상에서는 2497명으로 감소를 보인다. 이런 결과를 보면 50대부터 주로 많이 발생하기 때문에 폐암 조기검진 시기를 50세로 잡는다.

역시나 폐암 또한 조기검진이 중요하다. 폐암 검사로는 폐 저선량 CT가 있다. 방사선량을 적게 하는 저선량 CT를 찍는데, 여기서 작은 혹이 발견됐을 때 암이 아닌지 확인하기 위해 조직검사를 해야 정확한 확진을 할 수 있다.

보통 암검사에서는 MRI가 빠지지 않는데 폐암의 경우엔 잘 안한다. MRI는 머리, 팔, 다리 등 고정된 신체부위를 찍을 때 정확하다. 폐가 있는 가슴의 경우 심장박동 때문에 잘 찍히지 않는다.

그럼 폐암에 대한 좀 더 다양한 궁금증을 알아보도록 하자.

Q 순한 담배를 피우면 폐암 위험률이 떨어진다?
Q 남자가 여자보다 폐암에 걸릴 확률이 높다?
Q 폐질환을 오래 앓으면 폐암에 더 잘 걸린다?
Q 폐암은 다른 장기로 전이가 잘 된다?
Q 좋은 공기를 마시면 폐암 예방에 도움이 된다?

Q 순한 담배를 피우면 폐암 위험률이 떨어진다?

A 순한 담배, 저타르 담배라고 폐암 위험률이 떨어지는 것이 절대 아니다. 전형적인 오해 중 하나. 예전에는 편평상피암이라고 큰 기관지에 많이 생기던 게 순한 담배는 깊이 들이마시기 때문에 깊숙한 곳까지 연기가 들어가 거기에 선암이 많이 생기고 있다. 또한 순한 담배를 피면 더 많은 양의 니코틴을 흡입하려고 하여 더 많이 핀다. 하루 한 갑 피던 사람이 폐암이 걱정돼 하루 1~2개비만 피운다고 결코 폐암의 위험이 사라지는 것도 아니다. 실제로 지금까지 나온 연구결과를 종합해 보면 저타르 혹은 저니코틴 담배 사용자들이 보통담배를 피우는 사람의 폐암발생과 별 차이가 없다.

Q 남자가 여자보다 폐암에 걸릴 확률이 높다?

A 그렇지 않다. 현재까지 남자의 비율이 높기 때문에 이렇게 생

각하기 쉬운데 앞서 설명한 것처럼 최근 여성폐암 환자가 계속 늘어나고 있다. 성별보다는 발암물질 노출 기간에 따른 발병확률이 더 높다.

Q 폐질환을 오래 앓으면 폐암에 더 잘 걸린다?

A 과거 폐결핵을 앓은 환자들은 나중에 폐암 중 선암 발생률이 다소 높게 나타난다. 결핵에 걸리면 폐에 상처가 남게 되고 이러한 만성적인 염증이 폐암을 유도할 수 있기 때문이다. 그러나 드물게 나타난다. 그렇다면 폐렴이 오래되면 폐암이 될 수도 있을까? 그렇지는 않다. 그러나 폐암은 기관지를 막아서 폐렴을 일으킬 수 있다. 두 질환이 비슷한 증상이 많아 혼동되기 쉽고 폐렴의 경우 폐암 속에 숨어 있는 경우도 있다. 고령이며 흡연을 하는 경우 폐렴이 잘 낫지 않을 때는 폐암 가능성을 염두에 두어야 한다.

Q 폐암은 다른 장기로 전이가 잘 된다?

A 그렇다. 특히 뇌, 간, 부신으로 전이가 잘 일어난다. 재발도 잘 되기 때문에 치료 후에도 꾸준한 검진이 필요한 암이다.

Q 좋은 공기를 마시면 폐암 재발 예방에 도움이 된다?

A 아니다. 매연으로 인한 도시와 농촌에 큰 차이가 있다기보다

는 흡연과 간접흡연을 하지 않는 것이 중요하다. 그래서 이러한 점을 알리기 위해 국립암센터에서는 자신이 피지 않는 것은 물론이고 흡연자를 멀리하고 금연하게 하자는 '금연지킴이 운동'을 하고 있다. 폐암 환자들의 경우에는 이중암 발생 방지를 위해 담배가 없는 공기가 도움이 되며 이때 폐기능을 올릴 수 있는 운동 등도 1시간 정도 하는 것이 좋다.

폐암 사망률이 암 중에 최고라지만 치료방법은 계속해서 발전하고 있다. 병기에 따라 맞춤형 치료법들이 계속해서 연구, 발전하고 있다. 먼저 수술이 가능하다면 근치적인 목적으로 이뤄지고, 수술이 불가능하다면 방사선, 항암제 투여 등을 적절하게 병행해서 최대의 치료효과를 보도록 하고 있다.

상식적으로는 폐를 절제하고 나면 숨쉬기가 힘들어 정상생활이 어렵지 않을까 걱정을 한다. 젊은 정상인의 폐의 경우 35~40%만 기능이 남아 있어도 숨을 쉬는 데 지장이 없다. 오른쪽 폐가 55%, 왼쪽 폐가 45%를 담당하고 있는데 이중 한쪽을 완전히 절제한다 해도 최소 45% 정도가 남기 때문에 숨쉬기 힘들 것이라는 걱정은 안 해도 된다. 단 담배로 손상된 폐는 한 쪽 폐에 암이 없어도 폐기능이 떨어져 있을 수 있다. 폐기능이 떨어진 상태에서 수술을 하기 때문에 수술 후 금연은 물론이고 운동과 적절한 관리로 남은 폐의 건강을 잘 유지해야 한다.

양성자 치료는 가장 부작용이 적은 방사선 치료로서 X선 대신 수소의 핵인 양성자를 사용한다. 그런데 양성자의 물리학적인 특성이 X선과는 달라서 종양부위에서 최대 효과를 내고 바로 후면의 정상조직에 대한 영향을 최소화할 수 있다. 조기폐암의 경우엔 수술적 치료만큼이나 좋은 성과를 보이고 있다.

조기폐암이어야 한다는 조건은 붙지만 수술을 하지 않아도 완치가 가능한 것은 반가운 소식이다. 그런데 치료율이나 부작용 등은 없을까? 초기에는 심폐기능 저하 등으로 수술이 불가능한 조기폐암 환자들만 대상으로 하여 양성자 치료를 하였는데 효과가 좋아서 최근에는 수술이 가능한 조기폐암에서도 폐 바깥쪽에 위치한 경우 적용하고 있다. 부작용은 거의 없다.

폐암 치료와 예방의 첫 단추가 되는 금연! 어떻게 하면 금연에 성공할 수 있을까?

금연비법 5
- 금연을 결심한 첫 마음을 기억할 것
- 금액을 정하고 담배 살 돈을 저축할 것
- 기상 후 스트레칭, 식후 가벼운 산책으로 흡연욕구를 떨칠 것
- 술자리를 피하고 금연 중임을 선포할 것
- 금연 콜센터를 이용할 것 (1544-9030)

내가 왜 금연을 시작했는지 항상 기억하라! 아니면 잘 보이는 곳에 적어놓고 자꾸 되새겨서 자기최면을 걸도록 하라. 그리고 담배살 돈을 저축해서 또 다른 성취감을 느끼도록 하는 것도 금연에 성공할 수 있는 비결 중에 하나다.

기상 후 스트레칭, 식후 가벼운 산책으로 흡연 욕구를 떨치고, 술자리를 피하고 금연 중임을 선포하라! 담배 생각이 가장 많이 날 때가 아침에 일어나서, 식사 후 그리고 술자리 등이다. 이때 다른 관심거리로 돌려서 흡연욕구를 잠시 진정시키거나 잊게 만드는 것이 좋다. 또한 주변에 자꾸 알리는 것도 중요하다.

금연 콜센터를 이용하라! 처음부터 담배를 피지 않는 것이 중요하다. 담배의 중독성이 얼마나 강한지는 많은 사람들이 알 것이다. 스스로 할 자신이 없다면 금연 콜센터를 이용해 보는 것도 좋다.

06

청결과 예방이 최선이다

자궁경부암

우리나라 사망원인 1위는 암으로 인한 사망이다. 2007년 기준으로 보면 교통사고 사망자보다 무려 6천 명 정도 앞섰다. 그중에서도 생식계통 암의 발병률이 높게 나타나고 있다. 여성 중 80%가 자궁경부암의 주요 원인이 되는 바이러스에 감염될 가능성이 있을 정도로 아주 위협적인 질병 중 하나다.

전 세계 여성암 중 사망률 2위를 차지하고, 우리나라 여성에게는 선진국에 비해 2배 정도가 많아 매년 약 4300명 정도가 자궁경부암 진단을 받고 하루 평균 3명의 여성이 사망하고 있다.

전체 여성암 중에선 유방암에 이어 2위이다. 자궁경부암 환자수는 감소되고 있는 것이 맞지만 자궁경부암의 전 단계인—암으로 변화되기 직전의 세포상태—환자수는 급속히 증가하고 있다. 10년 사이 3배가 증가했다.

자궁경부암은 감소하고 있지만, 가능성 있는 환자는 무려 3배나 증가했다고 한다.

암 중 유일하게 발병 원인이 규명된 자궁경부암은 자궁의 정상 세포가 인유두종바이러스, 즉 HPV에 의해 비정상세포인 이형성증으로 변형 후 암으로 변환되는데 최근엔 조기 검진률이 높아지면서 암이 되기 전 상태에 조기치료를 하기 때문에 자궁경부암 환자가 줄어들었다. 그러나 자궁경부암으로 발전할 가능성이 큰 이형성증으로 진단된 환자는 10년 사이 3배 가까이 급증했다. 이는 잠재된 자궁경부암 환자 증가율이 급속히 늘고 있다는 걸 말해준다.

그렇다면 자궁경부암의 원인인 인유두종바이러스는 어떤 것일까?

사람의 유두를 닮았다고 해서 붙여진 이름, 인유두종바이러스. 남녀의 항문이나 생식기 주변 피부에 매우 흔하게 기생하는 바이러스이다. 누구나 걸릴 수 있는 감기 바이러스 같은 것으로 성생활을 하는 여성 10명 중 8명은 자신도 모르게 일생에 한 번 HPV에 감염될 수 있다. 다행스럽게도 대부분 아무런 증상 없이 저절로 없어지지만 일부 여성에서는 위험도가 높은 바이러스에 감염되고 생활습관에 따라 반복 감염되면서 자궁경부암, 생식기 사마귀 등 여러 질환을 유발한다.

자궁경부암의 원인이 또 있을까? 전 세계 자궁경부암 중 80%가 아시아와 남미, 아프리카에서 발견되었다. 사회경제적으로 저소득 계층인데 16세 이전 조기 성경험자나 아이를 많이 낳은 여성에게서 많이 발병한다. 이는 흡연, 경구 피임약 장기복용 등 다양한 원인들이 있다.

중요한 건 자궁경부암 환자 99.7% 이상에서 고위험 인유두종바이러스 감염이 발견이란 것이다.

암이 되기 전에 발견을 하면 당연히 치료는 그만큼 쉬워질 텐데 그렇다면 자궁암 검사를 받으면 될까?

자궁경부암 검사는 주로 자궁 내에서 세포를 떼어내서 하는 것과 내진검사를 하는데 세포검사는 거북하기도 하고 아플까 봐 적게 떼어내는 경우가 있어서 위음성 확률이 50% 정도 된다. 내진검사는 아무래도 껄끄럽기 때문에 잘 안 한다. 그러나 정확한 검사를 위해선 지금 말한 두 가지 검사와 함께 바이러스 검사까지 함께 해야 한다. 이때 바이러스 검사에서 HPV가 발견되면 정기적인 검사를 통해 바이러스가 계속 번식하는지 등을 살펴야 한다.

자궁경부암 검사는 성생활을 시작하면 정기적으로 받아야 할까?

성관계가 없다면 인유두종바이러스 감염이나 자궁경부 염증, 질염, 성병 등 외적인 요인이 극히 적다. 그래서 자궁경부암은 성경험이 있는 20대 이상 여성은 1년에 한 번, 30세 이상은 6개월에 한 번씩 세포진 검사를 받을 것을 권고하고 있다.

그렇다면 자궁경부암 검사결과가 모두 정상이라도 계속 검사를 받아야 할까?

100% 완벽한 검사는 없다. 자궁경부 이상은 마지막 자궁경부암 검사 직후부터도 일어날 수 있다. 그리고 최근에 성관계가 없어도 자궁경부암을 일으키는 고위험군 인유두종바이러스는 아무 증상 없이 오랜 기간 잠복해 있다가 수년 후 자궁경부암을 유발할 수 있으므로 규칙적인 검사를 꼭 받아야 한다.

정기검진이 중요하다는 걸 머리로는 알지만 아무래도 여성으로선 예민한 부위기 때문에 꼬박꼬박 검사를 받지 못하는 이들도 많다. 그런데 자궁경부암은 40~50대 여성들이 많이 걸린다. 그래서 자궁경부암은 '아줌마가 걸리는 암'이란 인식이 높다. 그러나 최근엔 35세 젊은 환자의 비율이 높아지고 있어서 2006년엔 11%가 넘었다.

치료한 환자들 예를 들어서 1기 때는 아무런 증상이 없을 수도 있다. 성교 후 경미한 질출혈이 가장 흔한 경우이다. 처음엔 피가 묻어 나오는 정도지만 암이 진행되면서 출혈 및 질 분비물이 증가한다. 2차 감염까지 진행되면 악취를 동반하기도 한다.

암이 진행하여 주변 장기인 직장이나 방광, 요관, 골반 벽, 좌골신경 등을 침범하게 되면 복부에 혹이 만져지거나 소변이 자주 마려운 빈뇨감, 배뇨 및 배변 장애, 만성 골반 통증이 나타난다. 그외에도 하지 통증, 부종, 요통 등 전이에 따라 증상이 나타날 수 있다. 직장, 질, 방광에 누공이 생긴 경우 대변이나 소변이 질을 통해나오기도 한다.

그렇다면 자궁경부암에 걸리면 자궁은 꼭 떼어내야 할까?

아무래도 30대든 60~70대든 모든 여성에겐 자궁이 중요하단인식이 강해서 환자들은 이것이 궁금할 것이다. 대략 자궁과 자궁방조직, 골반림프절까지 제거가 된다.

하지만 수술을 할 수 없는 경우도 있다. 2기 말보다 더 진행된암이 그것이다. 이럴 땐 화학방사선 요법으로 치료하게 된다. 화학방사선 요법이란 화학요법과 방사선치료를 동시에 병용하는 것을말한다. 병용하는 이유는 방사선 효과를 항암제로 증폭시키고, 항암제의 효과로 전이를 예방하는 데에 있다.

이제 자궁경부암 하면 빠질 수 없는 백신에 대해서 알아보자.

자궁경부암 백신은 자궁경부암 원인이 되는 HPV를 막아 자궁경부암 및 HPV 질환을 예방하는 백신이다. 자궁경부암 발생 원인의 약 70%를 차지하는 HPV 16, 18형의 감염을 예방한다. 이와 계통학적으로 연관이 있는 10여 가지 HPV 유형에 대한 추가적인 예방효과도 보고 된다.

성경험이 없는 여성들이 맞아야 효과적인데, HTV 바이러스 중 고위험군을 막는 백신이다. 그렇기 때문에 성생활을 시작하기 전 여성이 맞아야 효과를 극대화할 수 있다. 그리고 백신의 효과가 나타나려면 5년이 지나야 한다. 그러므로 더 정확하게 말하면 성생활 5년 전에 맞아야 좋다. 대한부인종양회에선 한국 여성의 첫 성경험을 고려하여 15~17세를 최적 접종연령으로 권장하고 있다. 이 연령에 접종하지 못한 경우 18~26세를 권장한다. 유효성과 면역원성 데이터에 근거해 45세까지 접종 가능하다.

자궁경부암 예방백신에 대한 궁금증

Q 자궁경부암 예방백신은 안전한가요?

Q 예방백신, 여자만 맞으면 되는 거죠?

Q 백신만 맞으면 자궁경부암 모두 예방되나요?

Q 임신했을 가능성이 있거나 수유 중인 여성들은 어떤가요?

Q **자궁경부암 예방백신은 안전한가요?**

A 아무래도 암을 예방하는 백신이기 때문에 유독 부작용에 대한 걱정이 크다. 자궁경부암 백신도 감기 백신과 마찬가지로 바이러

스에 대한 면역력을 길러주는 예방주사로 다른 예방주사와 별 차이는 없다. 부작용도 주사 자체로 인한 주사 부위의 발열, 홍반, 가려움증 등으로 심각한 수준은 아니다. 그 외에 어지러움, 실신, 구토 같은 과민반응, 두드러기, 기관지 경련 등 부작용이 있을 수 있지만 백신과의 상관관계를 단정짓긴 어렵다. 대부분 아무 부작용 없이 접종하고 있지만 다른 예방주사와 마찬가지로 백신 성분에 과민한 사람은 투여받지 않는 것이 좋고 열성질환이나 다른 질환이 있는 경우 접종에 주의가 필요하다.

Q 예방백신, 여자만 맞으면 되는 거죠?

A 그렇지 않다. 남성이 HTV에 감염돼 있으면 여성에게 옮길 수 있으므로 남자도 맞는 것이 좋다.

Q 백신만 맞으면 자궁경부암 모두 예방되나요?

A 독감예방주사를 맞는다고 모두 예방되지 않는다. 이처럼 자궁경부암 백신도 마찬가지다. 게다가 백신의 효과를 100% 단정하기엔 기간이 너무 짧다. 백신을 맞더라도 자궁경부암 검진은 계속 받아야 한다.

Q **임신했을 가능성이 있거나 수유 중인 여성들은 어떤가요?**

A 바이러스 백신은 총 6개월간 3회 접종하므로 이 기간 중에 임신을 하는 경우도 있다. 태아에 미치는 영향은 아직 확인되지 않았으므로 분만 후로 나머지 접종을 미루어도 항체 형성엔 큰 문제가 없다. 또한 바이러스 접종이 수유에는 영향을 미치지 않으므로 출산 후 접종을 권장한다.

50대 이상 아버지들의 암

전립선암

프랑수아 미테랑 전 프랑스 대통령, 덩샤오핑 전 중국주석, 넬슨 만델라 전 남아공 대통령, 콜린 파월 전 미국 국무장관 등이 바로 이 암에 걸린 경험이 있거나 이로 인해 사망했다.

과연 어떤 암일까? 대한민국을 위협하는 생식기암, 바로 전립선암이다. 초기에 발견하면 100% 완치가 가능하지만 증상이 거의 없기 때문에 조기발견이 어려운 것이 전립선암이다. 50대 이상 남성들에게 가장 많이 발생해서 '아버지의 암'으로 불린다는 전립선암에 대해 알아보자.

서양인들에게 많이 걸렸던 전립선암. 원래 미국의 경우 전립선암은 남자에게 가장 흔한 암이기도 하다. 대부분 서양의 경우 전립선암이 암발생 1위인데, 우리나라도 식습관이 서구화되면서 급격하게 증가하고 있다.

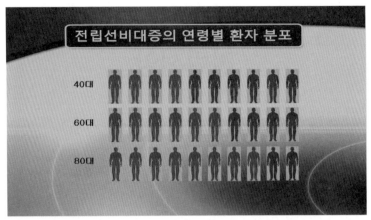

▍전립선암은 50대 이상 남성들에게 가장 많이 발생해서 '아버지의 암'으로 불린다.

주요 암의 연령표준화 발생 추이를 연간변화율로 보면 위암의 경우 -0.3%, 폐암 0.0%, 대장암 5.2%로 증가한 데 비해 전립선암의 경우 가장 높은 수치인 12.7% 높아졌다. 그리고 연령별 전립선암 분포도를 보면 50대까지는 그리 많지 않지만 그 이후가 되면 발병률이 급격히 높아지는 현상을 볼 수 있다. 이에 따라 한국 남성 전립선암에 의한 사망률 그래프를 보면 10년 전에 비해 무려 3.4배가 증가했다.

대체 전립선암의 원인이 정확히 뭐길래 이렇게 증가폭이 크게 나타나는 걸까?

전립선암의 원인은 연령, 인종, 가족력이다. 유전적 외에도 호르몬, 식습관, 제초제와 같은 화학약품 등도 발생에 중요한 요인으로 작용한다고 알려졌다. 이중 앞서도 말했듯이 우리나라 식단이 서구화되면서 곡류 등의 섭취량은 줄고 육류의 섭취량은 빠르게 증가하고 지방 섭취가 해마다 늘면서 전립선암 발생 비율도 높아진 것으로 나타났다. 미국에 사는 한국 남성의 경우 한국에 사는 남성보다 전립선암 발병 비율이 높게 나타난다. 이것만 보아도 식생활이 전립선암에 상당한 영향을 끼친다는 걸 단적으로 보여준다.

'아버지의 암'이란 별칭처럼 나이가 들수록 발생비율이 높았는데, 최근엔 젊은 사람들의 발병률도 꾸준히 높아지고 있다. 비록 65세 이하 환자는 5% 정도밖에 안 되지만 중요한 건 이 암의 발생 원인이 20~30대부터 형성되어 온 생활습관이란 점이다. 그리고 가족력이 있다면 30~40대 남성들도 질환관리에 각별히 주의를 해야 할 것이다.

가족력의 경우, 아버지와 아버지의 형제들 사이에 전립선암에 걸린 사람이 1명 있다면 나한테 발생한 확률은 2배, 2명이라면 5배, 3명이라면 무려 11배까지 확률이 높아진다. 그리고 형제 중에 전립선암 환자가 있다면 정상인에 비해 3배가 위험하다고 보면 된다.

실제 전립선 쪽에 이상이 생기지 않는 이상 전립선이 어디에 있는지조차 모르고 살아가는 경우도 많다. 남자들이 나이가 들어가면서 꼭 암이 아니더라도 문제가 많이 발생하는데 흔한 것 중에 하나가 전립선비대증이다.

전립선비대증은 세포가 과다 증식하여 나타나는 증상으로 전립선의 부피가 커지면서 증세가 점점 악화된다. 하지만 전립선암은 조직의 세포가 변이해서 만들어지기 때문에 비대증과는 별개의 질환이다. 전립선비대증이 심하면 암으로 진행될 수 있다고 해서 걱정하는 사람도 있지만, 현재까지의 학설로는 전립신비대증이 전립선암을 유발시킨다는 근거는 없으며 전립선암과는 발생원인과 부위 자체가 다르기 때문에 서로 다른 질환으로 보는 것이 맞다. 전립선비대증은 일종의 양성종양이다. 하지만 전립선암이 비대증을 동반할 수 있기 때문에 전립선비대증이 발견되면 세부적인 검사를 더 실시해야 한다.

전립선암 증상은 중간 정도 단계까지는 전립선비대증과 별반 차이가 없다. 빈뇨, 배뇨통, 지연뇨, 배뇨시간 연장, 잔뇨, 세뇨, 혈뇨 등의 증상이 있고 또 직장이나 회음부에 불쾌감이나 중압감도 비슷하다. 두 경우 모두 전립선이 커지기 때문이며 요도가 압박을 받는 데서 오는 증상을 수반하기 때문이다.

그런데 전립선암은 조기 발견율이 그렇게 높지 않을까?

조기에만 발견되면 오래 사는 데 지장이 없다고 생각들 많이 하는데, 초기 발견의 경우 최근에서야 50%를 넘었다. 전립선비대증은 주로 요도와 인접한 진립선이 커지기 때문에 조금만 커져도 요 배출에 지장을 줘 환자들이 쉽게 발견을 한다. 그런데 전립선암은 요도에서 먼 부분에서 발생해 웬만큼 커지기 전까지 아무런 증상을 일으키지 않고 뒤늦게 발견되는 사례가 흔하다.

그런데 전립선암 검사는 어떻게 진행될까?

항문을 통해 손가락으로 전립선을 촉진하여 전립선에 단단한 멍울이 만져진다든지 전반적으로 딱딱해진 증상이 관찰되는지 보는 직장수지검사와 피검사를 통한 전립선 특이항원 PSA의 수치를 알아보는 경우가 있다. 수치에 따라서 전립선암일 가능성을 알 수 있다.

그리고 위 두 가지 검사로 전립선암이 의심되면 경직장초음파검사와 전립선 침생검을 하는데. 초음파검사는 전립선 용적을 측정할 수 있을 뿐 아니라 전립선 내의 병적인 변화를 발견한다. 그리고 암이 전립선의 피막이나 정낭 침범 등 질병이 어느 정도 진행됐는지 알아볼 수도 있다. 이 두 검사는 전립선암 확진을 위해서 한다.

간단하게 피검사만으로도 전립선암의 발병 여부를 알아볼 수 있다는 걸까?

그것이 바로 PSA 검사법이다. PSA는 전립선에 생성되는 물질로 혈액 내 일정량이 존재해야 하며 전립선에 질환이 생기면 수치가 높아진다. 피검사만으로 간단하게 수치를 알 수 있다. 예를 들어 PSA 수치가 1.5였던 사람이 1년 뒤 다시 검사를 받았을 때 4.5로 높아져 있으면 전립선암이 의심스럽기 때문에 좀 더 자세한 검사를 받게 된다.

PSA 검사를 해서 수치가 높으면 전립선암 고위험군 환자에 포함된다. 그런데 비만도를 판정하는 체질량지수를 기준으로 했을 때 체질량 지수가 높은 남성일수록 PSA 수치가 낮게 나타났다. 그러니까, 전립선암이 원래는 PSA 수치가 높아야 하는데 비만인 경우 실제 수치보다 낮게 나올 가능성이 있기 때문에 비만인 경우는 발견이 더욱 어렵다.

전립선암에 대한 자각증상이 없었는데 발견되는 환자도 있다. 환자 본인은 전혀 이상을 못 느꼈는데 아내가 소변색깔이 조금 이상하다고 해서 검사를 받아보니 암이 경우도 있다. 어떤 환자는 수술할 때까지 전혀 고통이 없는 경우도 있다. 그저 화장실을 조금 자주 가는 것뿐 별다른 증상이 없었던 경우도 있다.

전립선암은 조기에 발견하면 완치율이 80% 정도다. 각 단계별 5년 생존율 예후를 보면, 전립선암은 천천히 자라기 때문에 1, 2기에선 생존율이 높다. 암이 주변으로 퍼진 3기의 생존율은 50%, 다른 장기로 암이 퍼진 4기는 30%로 생존율이 급하게 떨어진다. 특히 우리나라 사람들에게 발생하는 전립선암은 외국에 비해 악성도가 높다. 악성도가 높으면 암의 진행이 빠르고 재발을 잘하기 때문에 완치율도 선진국에 비해 10% 정도 낮은 편이다.

전립선암 진행 단계별로 치료 방법이 달라지는데 크게 수술적 방법과 비수술적 방법이 있다. 두 가지 방법 모두를 병행해 치료하기도 하며, 비수술적 방법들을 병행하기도 한다. 수술은 초기 단계에 하고 초기라도 고령이어서 수술을 못 하는 경우 호르몬 요법, 방사선 요법 등을 시행한다. 전립선 안에 암이 국한된 경우 전립선, 정낭, 주위 림프절을 모두 절제하는 근치적 전립선 적출술이 있다. 전립선암이 3, 4단계이면 비수술적인 요법을 쓰는데, 체내 세포에 방사선 치료를 하거나 얼리거나 열을 가하는 치료법이 있다. 주사를 통해 하는 호르몬 요법도 있다.

호르몬 치료법은, 주기적으로 약을 주사해 남성 호르몬이 생성되는 과정을 억제하거나 전립선에 작용하지 못하게 하는 것이다. 그런데 호르몬 치료는 전이성 전립선암에선 완치적 치료가 되지 못한다. 약 80~90% 정도의 전립선암이 반응을 보이는데 평균 12~23개월 이후부터는 호르몬에 반응하지 않는 암으로 변형된다. 부작용도 있어서 성욕감퇴, 무기력, 안면홍조, 성기능저하, 골다공증 그리고 가슴이 여성처럼 커지는 증상 등이 나타날 수 있다.

정상적인 배뇨를 할 수 없다고 알고 있는 사람들도 있지만, 전립선은 방광과 요도 사이에 있는 구조물로서 없어져도 배뇨활동에 지장이 없다. 물론 수술 중에 암이 국소전이 등으로 인해 요도괄약근이 손상되었다면 지속적인 요실금을 보일 수도 있다. 요도괄약근 손상이 없더라도 오랜 기간 동안 도뇨관 유치로 인해 일시적인 요실금을 보일 수도 있다. 그러나 대부분의 경우 시간이 흐르면 요실금은 회복되며 요도괄약근 손상에 의한 요실금도 여러 치료방법이 있다.

전립선 예방에 대한 궁금증을 모아봤다.

전립선암 예방에 대한 시민 궁금증

Q 아스피린을 먹으면 전립선암을 예방할 수 있다고 하던데요?
Q 전립선암에 토마토가 좋다던데, 하루에 얼마나 먹어야 하나요?
Q 자궁경부암처럼 전립선암 예방 백신도 나왔다고 하던데요?

Q 아스피린이 심혈관 질환 예방엔 좋다고 알고 있는데, 전립선암도 예방해 주나?

A 미국의 한 병원에서 논문을 발표했다. 아스피린 같은 비스테로이드성 항염증성약품들(NSAIDs)이 전립선암을 60%나 예방할

수 있다는 주장이다. 연구에 따르면 50~59세 이하에서는 12%, 60~69세이하는 60%, 70~73세 이하는 83%나 감소했다. 특히 저용량 아스피린을 매일 복용하는 사람은 효과가 뚜렷했으며, 전립선 특이항원(PSA) 수치가 낮은 사람도 유용하다. 그러나 백인들만 대상으로 연구했기 때문에 다른 인종들에게도 효과가 있는지는 불확실하다. 고용량을 무조건 복용하는 것은 바람직하지 못하다.

Q 서양에 '토마토가 익으면 의사 얼굴이 파래진다' 속담이 있는 것처럼 토마토는 우리 몸에 참 좋은 식품이다. 하루에 얼마나 먹으며 좋을까?

A 토마토의 항산화 능력과 항암효과가 있는 라이코펜 성분 때문인데 미국 하버드 연구에 의하면 일주일에 토마토 요리를 10회 이상 먹은 사람은 그렇지 않은 사람에 비해 전립선암에 걸릴 확률이 45% 정도 낮아진다는 결과가 나왔다. 또한 바이러스 질환에 좋고 항산화능력이 뛰어난 셀레늄이 토마토에 많이 들어 있다. 익혀 먹는 것이 좋고 하루에 200g 정도가 적당한데 큰 것 한 개 정도. 작은 것 두 개 정도다.

Q 그렇다면 토마토 외에 라이코펜이 많이 든 식품은 또 어떤 게 있을까?

A 전립선 예방에 좋은 식품인 살구에도 라이코펜이 많다. 수박,

구아바, 파파야 등에도 들어 있다. 서양에선 살구씨를 전립선암 환자에게 처방하기도 한다. 그리고 콩에 풍부한 식물성 에스트로겐이 전립선암 세포의 성장을 억제하는 것으로 밝혀졌다.

전립선암 예방법

- 50대 이상 남성은 매년 1번 검진받는다.
- 동물성, 고지방식을 피한다.
- 채소와 과일을 매일 5회 이상 섭취한다.
- 토마토, 붉은 자몽, 마늘을 섭취한다.
- 시리얼 등 곡류, 콩류 제품을 섭취한다.
- 셀레늄, 레티노익산, 미네랄 제품을 섭취한다.
- 비타민A는 전립선암 발병을 증가시키므로 주의한다.
- 주 3회 이상, 한번에 30분 이상 운동한다.

(미국암학회, 대한비뇨기과학회 추천)

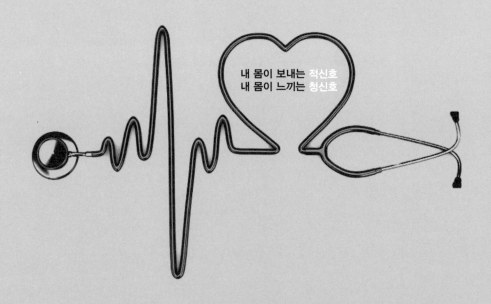

내 몸이 보내는 **적신호**
내 몸이 느끼는 **청신호**

100세 청춘을 위한
건강습관

01_중년에 찾아오는 공공의 적 **나잇살을 잡아라** | 02_잠만 잘 자도 **100세 청춘** | 03_건강을 부르는 최고의 보약 **걷기** | 04_**몸짱 열풍** 내 **몸엔 독** | 05_평생 건강의 안전벨트 **건강검진**

01

중년에 찾아오는 공공의 적

나잇살을 잡아라

나이가 들면 대부분 풍채가 좋아진다. 배는 물론 등이나 어깨에까지 살이 붙으면서 옷을 입어도 맵시가 나지 않는 나잇살이 붙기 때문이다. 밥도 예전보다 덜 먹고 운동은 열심히 하는데도 살은 계속 찔 때 흔히 '나잇살이니까 어쩔 수 없지' 하고 당연히 받아들이는 경우가 많다. 하지만 나잇살이 비만이 되고, 비만은 당뇨, 고혈압, 심혈관 질환으로 이어질 수가 있다. 허리띠 한 칸만 줄여도 수명은 3년 연장된다니까 건강하게 오래 살기를 바란다면 나잇살, 반드시 멀리하는 것이 좋겠다. 그렇다고 무조건 먹는 걸 줄인다고, 무조건 운동만 한다고 빠지지 않기 때문에 더욱 고민거리다. 나잇살은 남녀에 따라, 또 나이에 따라 찌는 부위도 달라서 정확히 알고 공략해야 효과적으로 뺄 수 있다.

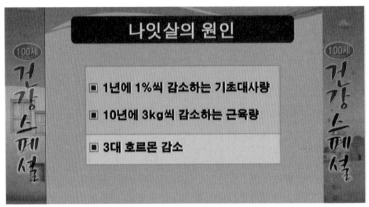

■ 나잇살은 나이가 들어감에 따라 저절로 근육이 줄어들고 지방이 늘어나는 자연스런 노화 현상이다.

중년에 찾아오는 공공의 적, 나잇살에 대해서 알아보자.

비만과 나잇살은 차이가 있다. 비만은 나이에 상관없이 체내에 지방이 과다하게 축적된 상태를 의미하며 질병으로 분류된다. 그러나 나잇살은 의학적 용어는 아니지만 나이가 들어감에 따라 저절로 근육이 줄어들고 지방이 늘어나는 자연스런 노화 현상이다.

왜 나이가 들면 저절로 살이 찔까?

첫 번째 이유는 1년에 1%씩 감소하는 기초대사량 때문이다. 지방을 에너지원으로 사용하는 근육량이 감소하기 때문에 기초대사량 감소로 이어져 살이 오르게 된다. 예를 들어 25세 여성과 35세 여성이 똑같이 먹었다 해도 35세 여성은 기초대사량이 10% 적기 때문에 열량 10%가 남고, 이것이 지방으로 축적된다.

두 번째는 3가지 호르몬, 즉 성 호르몬, 여성 호르몬, 남성 호르몬의 감소가 원인이 된다.

기초대사량이란 가만히 있어도 소비되는 에너지를 말한다. 즉 자거나 누워 있거나 움직임이 많지 않아도 소비되는 대사량이다. 대개 남자가 여자보다 높고, 젊은 사람이 연세 드신 분보다 월등이 높다. 그 이유는 근육량이 여성보다 남성이, 연세 드신 분보다 젊은 사람이 많기 때문이다. 똑같이 먹고 운동을 해도 예전보다 군살이 많이 붙기 시작하면 기초대사량이 현저히 떨어졌다는 걸 알 수 있다.

이런 나잇살은 방치하면 어떻게 될까?

몸의 노화가 시작되면서 기초대사량이 줄어 섭취한 에너지가 몸에 쌓여 찌는 살. 보기에 특별할 게 없어 보이지만 대부분 나잇살은 내장 비만의 형태로 나타난다. 필요 이상의 지방은 호르몬이나 혈관 등에 악영향을 주는데 특히 복부내장지방은 고혈압이나 당뇨, 고지혈증을 유발할 뿐 아니라 직접적으로 동맥경화를 유발하여 뇌졸중 발생을 2배, 심근경색의 위험을 3배가량 증가시킨다. 또한 지방산이 혈액에 분비되면 그 첫 반응으로 근육이나 간장에서 인슐린의 효과가 떨어진다. 이를 의학적으로 인슐린 저항성이라고 한다. 인슐린 저항성은 당뇨뿐 아니라 혈당을 조절하기 위해 더욱 더 많은 양의 인슐린을 분비하고 심장박동과 혈관수축을 촉진, 또 다른 고혈압 및 동맥경화의 원인이 되며 복부비만과 상호작용하여 악순환이 초래된다. 결국 뱃살이 늘어날수록 심장혈관의 폭이 좁아지면서 심장은 항상 과로하게 되고, 혈액순환이 방해를 받는다. 때문에 나잇살은 성인병으로 가는 지름길, 몸의 노화를 촉진시키는 주범으로 인식해야 한다.

중년기 이후 오랜만에 친구들을 만나면 처녀 적에 날씬했던 친구들도 대개 두루뭉실 한 체형으로 변한 걸 서로 느끼게 되는데 이는 30세 이후가 되면 매년 약 8%의 근육이 줄어들기 때문에 특히 기초대사량이 줄어들어 소위 나잇살이 찌게 된다. 특히 조기폐경이 일어났거나 난소제거 수술을 한 경우 여성 호르몬 양에 이상이 생겨 더 빨리 나잇살이 생긴다.

나잇살은 남성들보다 여성들에게 더 많이 나타난다. 여성들이 근육운동을 기피하기 때문에 남성들보다 확연히 나타난다. 또한 여성들은 사춘기, 출산, 폐경 등 호르몬의 변화를 자주 겪고, 근육량이 남성보다 근본적으로 적기 때문에 생기는 현상이다.

그렇다고 남성이 나잇살로부터 안전한 것은 아니다. 여성이 30대부터라면 남성은 약 40대부터 나타나는 경우가 많지만 남성들의 경우는 문제가 되는 내장 지방의 축적이 더 흔하고, 두드러지기 때문에 사실 건강상의 위험은 더 크다.

남녀에 따라 나잇살이 생기기 시작하는 부위가 다르다. 여성은 엉덩이, 허벅지에 가장 먼저 생기고, 그 다음 복부, 옆구리, 팔뚝 순으로 나타난다. 남성은 복부부터 시작해서 어깨나 목덜미 쪽에 나잇살이 붙는다. 이는 남자는 지방을 복부에 저장하려는 경향이 강해 살이 찌면 배부터 나오고, 여자들은 특징적으로 지방을 몸 아래쪽에 저장하기 때문에 아래에 살이 붙는다. 이는 체지방의 체내 분포가 호르몬의 영향을 받기 때문이다. 여성의 경우 폐경 이전에는 여성 호르몬이 여분의 지방을 주로 허벅지, 아랫배, 유방에 위치하다가 폐경 후 남성과 마찬가지로 주로 복부에 위치하게 된다. 이렇게 나이가 증가할수록 성별에 상관없이 복부비만이 많아진다.

복부비만은 내장지방 때문에 더욱 위험하게 나타난다. 복부비만이면서 혈압, 혈당, 중성지방, 고밀도 콜레스토롤 중 두 가지 이상이 정상치보다 높다면 대사증후군에 해당하게 된다. 대사증후군을 그대로 두면 협심증, 뇌졸중, 당뇨병 등이 생길 위험이 2~6배로 높아진다.

복부비만은 어떻게 알 수 있을까? 재는 방법이 있다. 양발을 30cm 가량 벌려서 체중을 고루 분산시킨 상태에서 잰다. 우선. 갈비뼈 가장 아래 위치와 골반의 가장 높은 위치의 중간 부위를 줄자로 측정. 만약 아래로 쳐진 뱃살이 있다면 들어올려서 측정한다.

허리둘레가 남자는 90cm 이상, 여자는 85cm 이상일 때 복부비만으로 진단한다. WHR, 즉 허리 사이즈를 엉덩이 사이즈로 나누어 0.85 이상이면 복부비만으로 간주한다.

어떤 사람은 50대로 20대와 몸무게는 똑같은데 옷은 맞지 않는다고 호소한다. 이는 근육량이 줄고 그 자리를 지방이 메우기 때문에 나타나는 현상이다. 같은 무게의 근육과 지방의 부피는 큰 차이가 있다. 체중은 그대로인데 더 이상 날씬해 보이지 않는다면 근육이 없어진 자리에 지방이 붙으면서 체지방률이 높아져서 그렇다. 따라서 30대 이후에는 체중만 잴 것이 아니라 체지방을 재는 것이 중요하다. 특히 남성들의 경우는 허리둘레가 중요하다.

나잇살, 이것이 궁금해요!.

- 늘어진 아랫배, 랩을 감싸고 있으면 효과가 있나요?
- 숯가마나 찜질, 어느 정도 효과가 있나요?
- 지방흡입술로 단번에 쉽게 줄일 수 있나요?
- 복식호흡이 도움이 되나요?
- 살을 빼면 골다공증이 생긴다는데요?

랩을 감싸고 있는 게 뱃살 빼는 데 효과가 있다고 생각하고 칭칭 싸매는 사람들이 있는데 효과가 전혀 없다. 오히려 혈액순환만 안 좋게 하는 역효과를 불러올 수 있다.

숯가마나 찜질을 통해 땀으로 수분이 빠져나가서 일시적으로 슬림해 보이는 것뿐이다.

지방흡입술은 비만을 해결하는 치료법이 아니라 사이즈를 줄이는 미용 성형술로 체중은 2kg 이상 감량하기 힘들다.

복식호흡은 복근을 단련시켜줌으로써 속에 있는 지방이 밖으로 돌출되는 것을 방지해 주는 효과가 있다.

살을 빼면 골다공증이 생길까 봐 우려하는 사람들도 있는데 그렇지 않다. 비만인 사람들이 일반적으로 영양상태가 좋아 뼈도 튼튼할 거라 생각하는데 고도비만인 경우 오히려 뼈 건강에도 적신호이다. 체중감량을 하되 체지방 감소 위주로 하고, 근육운동이나 체중이 실리는 유산소 운동 등을 병행하면 골다공증을 예방할 수도 있다.

나잇살은 단순히 많이 먹어서라기보다 에너지 소비율이 떨어지기 때문에 나타나는 현상이라 빼기가 참 힘들다. 따라서, 인위적으로 많이 소모시키는 운동을 병행해야 한다. 많은 주부들이 뱃살 빼려고 운동했는데 가슴만 작아졌다, 빠지라는 뱃살은 안 빠지고 볼살만 빠져 늙어보인다는 하소연을 자주 한다. 이는 무조건 식사량을 줄이는 다이어트로 지방보다는 근육이나 수분만 빠지기 때문이다.

또한 나이가 들면 맛을 느끼는 감각세포의 수와 가능이 떨어지게 된다. 짜고 맵고 시고 등 강한 맛은 식욕을 촉진시켜 살이 찌도록 한다. 이는 나잇살을 악화시키고 비만으로 발전하게 만든다.

나잇살의 진실!

Q 뱃살, 열심히 꼬집으면 빠진다?		x
Q 물을 많이 마시면 뺄 수 있다?		o
Q 잔소리가 나잇살을 찌운다?		o
Q 유산소 운동이 최고다?		x

Q 뱃살, 열심히 꼬집으면 빠진다?

A 지압으로는 살이 빠지지 않는다. 꼬집는 그 시간에 차라리 걷기를 하는 것이 더 효과적이다.

Q 물을 많이 마시면 뺄 수 있다?

A 물은 체내 신진대사를 원활하게 도우면서 기초대사량을 높인다. 그래서 물을 많이 마시는 것이 나잇살 빼는 데 좋다.

Q 잔소리가 나잇살을 찌운다?

A 살이 찌는 데 불안이나 스트레스 등도 영향을 준다. 카테콜라

민은 지질의 신진대사에 작용하지만 지방조직의 부위에 따라 다르게 작용된다. 불안, 스트레스 등이 지속되면 자율신경계의 이상 긴장증을 유발하여 셀룰라이트가 잘 생기도록 한다.

Q 유산소 운동이 최고다?

A 체지방 분해에는 두 다리를 사용하는 유산소 운동이 가장 효과적이다. 왜냐하면 인체의 대근육의 약 70% 이상이 두 다리에 몰려 있어서 두 다리를 많이 사용해 줄 때 체지방 분해가 가장 많이 일어난다. 근육운동을 하면 체내 미토콘드리아 수치가 증가하여 에너지 소모를 증가시킴으로 체중감소에 탁월한 효과를 가져 올 수 있다. 나잇살을 빼려면 유산소 운동과 근육운동이 함께 병행되어야 한다.

식단조절도 중요한데 먼저 식사량을 20~30% 줄이는 것이 중요하다. 그리고 근육을 강화하기 위해서 고단백, 저탄수화물 식단을 짜도록 하는 것이 좋다. 단백질 섭취는 근육량 증가와 포만감을 지속시키는 효과가 있다

생활 속 나잇살 탈출법
- 과일도 가려서 먹어라.
- 가만히 있는 시간을 줄여라.

- 술자리도 규칙이 필요하다.
- 식사의 통금시간을 정해라.
- 단 음식, 짠 음식을 멀리한다.

과일도 바나나, 단감 등은 칼로리가 높다. 귤, 딸기나 토마토를 먹고, 저녁 특히 식후 과일은 나잇살의 지름길이 되니 주의하라. 대중교통 이용 시 서서 가고, 엘리베이터 대신 계단을 이용하는 것이 좋다. 술자리 일주일에 2회 이하 일 회 반 병 이하로 제한하고 술자리 전에 단백질이 풍부하고 기름기가 적은 저열량 음식을 섭취하고 마른안주는 칼로리가 높고 염분이 많아 피하는 것이 좋다.

운동은 걷기, 자전거 타기 등 유산소 운동을 먼저 시작한다. 이후 근력운동을 하고 전체 시간은 20분에서 60분 사이로 잡는다. 근력운동은 큰 근육부터 작은 근육 순서로 하는 것이 바람직하다. 여성들이 근력운동을 하면 몸이 우락부락해질까 걱정하는데 염려하지 않아도 된다. 무엇보다 운동은 꾸준히 하는 것이 중요하다.

이외에도 설거지나 요리를 할 때 양 발꿈치를 들었다 내렸다 하기를 반복하거나, 청소기를 돌릴 때 아랫배에 힘을 주고 등을 세운 후 팔꿈치를 뒤로 쭉 빼고 당기면서 하는 것도 도움이 된다. 걸을 때는 파워워킹으로 효과를 높인다.

뱃살이 나오기 시작하면 주 3~5회 정도 매일 1시간 가량 빨리 걷기, 가볍게 달리기, 계단 오르기 같은 유산소 운동을 매일 하고 20분 정도의 근육운동을 생활화하는 것이 건강한 삶을 위한 원동력이 된다. 쉽고 빠른 길보다는 제대로 된 다이어트를 하는 게 좋다.

02

잠만 잘 자도

100세 청춘

즐겁고 깊게 자는 쾌면은 쾌식, 쾌변과 함께 장수의 3대 비결로 알려져 있다. 하지만 전체 인구의 약 30%가 불면증으로 인해 도움을 청한다고 한다. 그래서 '잠이 보약이다'란 말도 있는 것일터. 상쾌한 아침을 여는 수면법에 대해서 알아보자.

인간의 삶의 1/3을 차지하는 잠은 자지 못한 만큼 건강의 빚을 지는 것이 된다. 잠은 대뇌와 신체의 휴식 및 에너지 충전, 견고한 기억의 형성, 성장 호르몬 분비, 상처 및 피부의 재생, 감정의 안정화, 면역의 증강 등에 도움을 주는 기능을 한다. 일반적인 적정 수면시간은 보통 태어나서 6개월까지는 하루에 18~20시간 정도, 청소년기엔 9시간, 성인은 7~8시간 정도. 충분한 수면시간은 개인마다 다르다.

오후 2시에 20분쯤의 짧은 낮잠은 피로회복이나 업무능률 향상에 도움이 될 수 있다. 그러나 낮잠은 거꾸로 잘못 활용하면 득보다는 실이 많을 수도 있다.

많은 현대인들이 코골이나 수면무호흡증, 하지불안증후군, 주기적 사지 떨림증, 불면증 등을 호소해 온다.

숙면을 방해하는 요소들

1. 온도, 습도, 조도 등이 숙면에 영향을 줄 수 있다.
2. 뜨거운 물로 목욕하거나 샤워를 하면 오히려 각성 효과를 높인다.
3. 잠자기 전 심한 운동은 교감신경을 활성화시켜 잠을 방해한다.
4. 잠이 오지 않는데 계속 잠자리에 누워 있는 것은 좋지 않다.

숙면을 도와주는 9가지 원칙

1. 매일 아침 같은 시각에 일어난다.
2. 침실에서는 잠자기와 성생활만 한다.
3. 자기 전에 따뜻한 물에 목욕하고 간식을 먹거나 10분 정도 책을 읽는다.
4. 저녁에 간단한 운동을 한다.
5. 규칙적으로 생활한다.
6. 잠자기 3~4시간 전에는 카페인이 든 음식을 먹지 않는다.
7. 잠자리에 들기 전 담배를 피우지 않는다.
8. 낮잠은 규칙적으로 잔다.
9. 수면제는 3주 이상 먹지 말고 절대 술과 함께 복용하지 않는다.

잘 자기 위해서는 본인 스스로의 노력이 무엇보다 필요하다. 특히 수면장애는 치료 가능한 질병이므로 조기진단과 초기치료가 무엇보다 중요하다.

잠이 피로회복의 역할만 하는 게 아니다. 장수와도 관계가 있으며 지금까지 알려진 바로는 가장 장수하는 수면시간은 7시간이며 5시간 미만을 자거나 8시간 이상을 자는 사람에게서는 7시간을 자는 사람에 비해 생명이 단축되는 것으로 알려져 있다.

미인은 잠꾸러기라는 말이 그냥 생긴 것이 아니다. 피부에도 잠은 중요하다. 잠을 잘 때 잠 자체가 피로회복 및 생체기능을 되찾는 성격을 띠고 있어 특히 모든 피부세포 및 체내세포의 노화를 방지하며 피부재생에 활발한 역할을 하는 것으로 알려져 있다. 그 배경에는 잠을 잘 때 나오는 여러 가지 호르몬들이 피부의 재생을 도와 피부의 아름다움을 유지하는 역할을 하고 있기 때문이다. 수면 중에 나오는 대표적인 호르몬으로는 멜라토닌과 코르티졸과 같은 것들이 있다.

수면장애 종류에는 100여 가지가 있고 모든 수면장애는 나이가 들수록 증가한다. 특히 불면증은 50대 이후에는 3명 중 1명이 가지고 있다고 볼 수 있다. 수면장애란 대표적으로 코골이나 수면무호흡증 등을 포함하며 나이가 들수록 증가하는데 특히 50대 이후에는 50~60%가 이러한 질환을 가지고 있다. 이런 수면장애는 숙면을 방해하는 요소로서 낮에 피로감과 졸음증, 기억력, 집중력 감퇴, 어린아이에서는 학습부진과 성격장애로 이루어질 수 있고 두뇌발달에 치명적인 요소로 작용하여 성장에 방해를 주므로 발육부진의 원인이 된다.

나이 들면 잠이 없어진다는 말이 있다. 나이가 들수록 일반적으로 수면시간이 당겨지면서 새벽에 일찍 일어나는 일이 잦아지고 특히 여성에서는 50대를 전후로 코골이나 무호흡이 증가하는데 그 원인은 여성 호르몬의 감소와 상대적인 남성 호르몬의 증가로 볼 수 있다. 이런 코골이나 수면무호흡의 증가는 상기도를 막아 수면 중 각성을 일으켜 불면증을 유발하게 된다.

잠을 제대로 못 자면 굉장히 위험하다. 수면시간 6시간 미만인 경우 심장질환으로 발전할 가능성이 48%로 증가하고 뇌졸중 일으킬 위험성도 15% 높은 것으로 밝혀졌다. 잠을 너무 적게 자게 되면 스트레스 호르몬, 특히 코르티솔이나 인체에 유해한 산화물질들이 인체가 휴식을 취하는 수면 중에도 활발히 분비되어 전신에 염증을 유발하여 모든 장기에 손상을 줄 수 있다. 결국 잠을 제대로 자지 못하면 머리부터 발끝까지 질병을 얻게 된다고 볼 수 있다. 4시간만 자도 피로는 풀린다는 둥 나폴레옹 수면법이나 3시간 자도 충분하다는 둥에 대한 이야기가 있지만 실제 장수하는 사람들의 평균수명을 조사해 본 적이 있는데 평균 6~7시간이다.

반대로 잠이 너무 많아도 문제가 된다. 8시간 이상 잠을 자는 사람들이 대게 단명하는 것으로 밝혀졌다.

숙면을 위해 베개의 높이는 바로 누웠을 때 6~8cm의 높이가 가장 좋으며 옆으로 잘 때는 2배 정도의 높이인 16~18cm 정도의 높이가 좋다. 자신과 적합하지 않은 베개를 이용할 경우 어깨 결림이나 근육통을 유발할 수 있기 때문에 자신에게 맞는 배게 선택이 중요하다고 할 수 있다. 베게 재질은 통풍이 잘 되는 재질이 좋고 자기가 편하다고 생각하는 베게를 사용하는 것이 좋다.

수면 시 좋은 자세라면 바로 누워 자는 사세가 좋겠지만 무엇보다도 자신이 편하다고 생각하는 자세가 가장 좋다. 특히 코골이나 수면무호흡증이 있으면 옆으로 잘 때 코골이나 수면무호흡증이 최대 60% 정도까지 감소하기 때문에 옆으로 자는 자세가 좋다고 볼 수 있다.

코골이와 수면무호흡증은 나이가 들수록 증가한다. 특히 여성에서는 폐경 이후에 여성 호르몬의 감소와 상대적인 남성 호르몬의 증가가 일어나면서 많이 발생하게 된다. 이렇게 발생하는 코골이와 수면무호흡증으로 발전하면서 불면증을 일으키게 된다. 하지만 잠은 자려고 노력한다고 해서 오는 것은 아니다. 이것이 오히려 자지 못할 것이라는 공포감과 스트레스를 조장하기 때문에 이럴 때는 침대에서 나와서 독서를 한다든가 음악감상 등을 하는 것이 도

292

움이 된다.

그런데 불면증이 심할 때는 수면제 처방을 받는 게 좋을까?

불면증이 심할 때는 일시적인 수면제 처방을 이용해서 잠을 자는 것이 좋다. 수면제를 사용하는 것보다 밤에 잠을 자지 못하는 것이 우리 몸에 더 큰 악영향을 미칠 수 있기 때문에 전문의를 방문하여 수면제를 처방받는 것이 좋다.

동물실험에서 쥐에게 잠을 자지 못하게 하였을 때 잠을 자지 못한 쥐는 10일 이내에 사망하였다. 이 실험을 통해 잠을 자지 못하는 것이 우리 몸에 매우 좋지 않다는 것을 알 수 있다. 알코올은 입면에는 도움이 되지만 잠을 유지하는 데는 도움이 되지 않는다. 오히려 수면 시 각성을 일으켜 잠에 방해가 된다. 대신 과일주나 곡주는 잠을 유지하는 데 좋다. 따라서 2~3잔 정도의 음주는 잠을 유지하는 데 좋다고 볼 수 있다.

간단한 스트레칭은 숙면에 도움이 된다. 보통 기본 체온에서 1~2도 정도 떨어질 때 잠에 들게 되는데 심한 운동을 할 경우 체온이 증가하여 잠드는 것을 방해한다. 그래서 심한 운동을 한다면 잠들기 3시간 전에는 하지 않는 것이 좋다.

충분한 수면을 취했다고 생각하는데도 낮에 피곤하거나 졸리고 기억력이나 집중력이 떨어진다고 느낄 때 전문가를 방문하여 전문적인 검사와 그에 맞는 치료를 받는 것이 좋다.

03

건강을 부르는 최고의 보약

걷기

계속되는 경기불황 속에서도 히트
를 치는 상품이 있다. 바로 워킹화!

뿐만 아니다. 제주도의 경우 올레길이 생기면서 제주를 여행하
는 패턴 자체가 바뀌는 현상까지 나타나고 있다. 요즘은 전국에 둘
레길, 마실길, 성곽길 등 걷기 좋은 길들이 많이 소개되고 있다. 몸
과 정신을 치유하는 데 걷기만한 운동이 없다고 하니, 좋은 길을
찾는 사람들이 늘고 있다.

누구나 쉽게 할 수 있고, 별다른 준비물이 필요치 않은 걷기 운
동. 하지만 쉽게만 생각한 걷기도 그냥 아무렇게나 하면 오히려 병
이 될 수도 있다. 유산소 운동이 살도 빼고 건강도 지킨다고 알려
진 건 오래전 일이다. 하지만 처음 유산소 운동 하면 수영, 마라톤,

자전거 타기 등을 떠올리는 경우가 많다. 그러나 이런 운동들은 노약자들에게 부담스런 체력소모를 하게 만든다. 또 어떤 부분에선 비용문제가 발생할 수도 있다. 그러니 요즘은 남녀노소 큰 대가를 지불하지 않고도 할 수 있는 걷기운동이 대세다.

동네 앞 공원에 가봐도 걷는 사람들이 얼마나 많은지 새삼 느껴진다. 최근 통계를 보면 우리나라 걷기 인구가 1500만 시대를 넘었다 한다. 2000년 초반에 우리나라에 걷기운동이 처음 소개됐는데 그 후 10년간 걷는 인구가 기하급수적으로 늘었다. 사실 이전에는 걷기는 단순히 일상생활의 하나라고만 인식하는 경우가 많았다. 그러나 이후 걷기가 우리 몸에 얼마나 좋은지 밝혀지면서 가장 인기 있는 운동이 되었다.

걷기운동의 효능은 대체적으로 심혈관질환, 체중조절관리, 당뇨, 골다공증, 관절염, 우울증, 암 등 여러 가지 질병과 증상을 예방하고 치료할 수 있다.

걷기의 건강효과	
질 환	**효 과**
심혈관질환	- 심장마비 확률 30% 이상 감소 - 심장근육 강화 - 혈압을 낮추어 동맥 스트레스 감소
당뇨	- 하루 30분 이상 걸을 때 예방 - 당뇨환자의 경우 2시간 이상 걸을 때 사망위험 30% 이상 낮아짐
요통치료	- 자세 개선으로 요통 완화에 도움
관절염	- 관절의 통증과 뻣뻣함을 완화 - 관절주위의 근육을 강화 → 관절의 움직임 감소 → 골관절염 진행 막음
암 예방	- 장의 노폐물을 속히 배출 대장암 예방 - 유방암 발생 확률 20% 감소

심혈관질환과 당뇨에 걷기운동이 최고다. 걷기는 심장의 힘을 키우고 산소가 심장근육에 보다 쉽게 운반함으로써 협심증 위험을 줄여준다. 일주일에 5일간 하루 30분 이상 걷는다면 심장마비를 30% 이상 줄인다는 영국 런던 국립심장포럼의 연구결과가 있다. 그리고 당뇨의 경우 미국 국립질병통제예방센터의 연구결과를 보면 당뇨병 환자가 1주일에 최소 2시간 이상 빠른 걸음으로 걸으면 그렇지 않은 사람에 비해 사망위험이 39%가 낮은 것으로 나타났다.

요통으로 고생하는 사람들 중 걸으면 증상이 악화될 거라고 생각하는데 자세를 개선해 주기 때문에 오히려 통증을 줄여주고 과도한 부담 없이 등근육을 단련시켜 주기 때문에 도움을 준다. 관절염도 마찬가지다. 걸으면 뼈와 뼈의 마찰 때문에 통증을 느끼지만 적당히 운동을 하지 않으면 근육이 더욱 굳어져 통증이 심해진다. 규칙적인 운동은 관절 주변의 근육을 강화시켜 주기 때문에 도움이 된다. 단 천천히 시작해서 거리를 조금씩 늘려가는 것이 중요하다.

걷기가 단순히 근육을 쓰는 운동이라 생각하기 쉬운데 특히 대장암 예방에 좋다. 걸으면 장으로부터 노폐물이 속히 배출되기 때문에 그렇다. 그리고 유방암에도 효과가 있다. 파워워킹의 선두주자라 할 수 있는 영국의 니나 바로우는 실제 파워워킹을 통해 유방암을 치료했다.

걷는 것도 무조건 걸어선 안 된다. 우리나라 디스크 환자의 80%가 일명 8자 걸음이다. 이건 문화나 신체적 차이가 있는데 우선 좌식문화가 발달해서 그렇고, 서양인보다 근육량이 10~15% 적고, 유연성이 떨어지기 때문이다. 신발을 보면 대부분 바깥쪽 뒷굽이 먼저 닳는데, 이게 8자 걸음의 전형이다. 발목부터 무릎, 골반을 지탱하는 관절에 무리를 주기 때문에 고관절 이상이라든가 골성 관절염이 생기고 심한 경우 골반이 내려앉으면서 복부비만으로 발전하기도 한다.

신발은 등산화보다는 운동화가 좋다. 등산화는 돌이 많거나 험한 산악지대에 필요한 특수 기능이 있어 잘못 신으면 물집도 많이 잡히고 발목도 아파 고생할 수 있다. 여름에는 슬리퍼를 신는 경우도 많은데 슬리퍼는 하이힐만큼이나 발에 위협적이다. 발바닥과 발가락이 고정돼 있지 않아서 발의 앞쪽과 뒤쪽 모두 긴장하게 되고 발바닥의 힘줄과 발목 근육, 아킬레스건에 무리를 가져와 염증이 발생하거나 작은 충격에도 힘줄이 파열하는 원인이 된다.

올바른 걷기 방법으로는 먼저 스트레칭으로 몸을 풀어주는 게 중요하다. 몸의 근육을 먼저 풀어줘야 운동효과도 높일 수 있다. 스트레칭 법을 보면 먼저 아랫배에 힘을 주고, 걷기 폭, 착지는 반드시 뒤꿈치부터 하는 게 좋다.

2000년 초 우리나라에 걷기운동이 시작되면서 지금까지 건강을 증진시키거나 치유기능, 즉 내 몸에 고장 난 부위를 찾아 그 부분을 집중적으로 단련시키는 데 초점이 맞춰졌다면 최근에는 좀 더 발전한 걷기법이 주목을 받고 있다. 바로 에코힐링워킹이다.

쉽게 말해 걷는 것도 숲에서 걸으면 몸 건강뿐만 아니라 두뇌를 활성화하는 데도 효과를 가져온다는 연구들이 발표되면서 주목받고 있다. 숲에는 인체에 좋은 물질로 알려진 피톤치드가 풍부한데 피톤치드는 몸 속의 해로운 균을 깨끗이 제거해 줄 뿐만 아니라 악취를 없애주고 마음을 진정시키는 작용을 한다. 그리고 숲속에 넘쳐흐르는 음이온은 심장, 신경, 근육을 튼튼하게 해주고 신진대사를 촉진시켜 혈액의 순환도 도와준다. 최근 일본의 한 연구결과를 보면 삼림욕을 할 때 인간의 면역세포인 NK세포가 크게 활성화된다는 것이다. NK세포는 암세포 증가를 억제하는 기능을 가진 것이다. 총체적으로는 스트레스에 지친 뇌도 다시 활기를 찾게 된다. 뇌의 연료는 산소이고 하루에 뇌가 필요로 하는 산소량은 100리터나 된다. 이 중요한 연료인 산소를 도심의 오염된 공기로 마실 것인가 아니면 자연의 싱그러운 공기로 취할 것인가? 당연히 후자일 것이다. 더 중요한 건 뇌에서 세로토닌 호르몬이 분비돼 뇌가 젊어진다.

세로토닌이란 뇌에 행복함을 느끼게 해주는 것이다. 세로토닌 신경이 약해져 있으면 사소한 일에 흥분하고 쉽게 화를 내게 된다. 반대로 세로토닌 신경이 잘 단련되면 척추 근육을 반듯하게 하고 얼굴이 탄탄해지며 표정에 생기가 돈다. 이 세로토닌 신경을 활성화하기 위해서는 걷기, 씹기, 숨쉬기 등 리듬 운동이 좋고 햇빛 속에서 산책하는 것도 좋다. 그래서 이제는 걷기도 에코힐링워킹 시대다.

질병에 따른 에코힐링워킹의 시간과 장소선택 요령에 대해서 알아보자.

질 병	시 간	장 소
당뇨병이 있을 때	아침, 점심, 저녁 식사 1시간 이후	오르막이나 등산은 피하고 되도록 평지를 선택
고혈압일 때	저녁 식사 후 약 2시간 경과 후	오르막과 평지가 반복되는 장소
비만일 때	아침식사 전, 저녁식사 전	체지방 감소를 위해 산행정도의 코스 선택
관절염이 있을 때	여름엔 오후나 저녁, 겨울엔 낮	1회 운동시간 30분 이내로 흙길이나 평지

질병에 맞는 에코힐링워킹의 시간과 장소

한 가지 걱정하는 건 도심에 살면서 숲을 찾을 시간적 여유를 갖기 어렵다는 점이다. 하지만 꼭 나무가 푸르게 우거진 숲에서만 할 수 있는 건 아니다. 우리 주변에 좋은 공원들이 참 많다. 몇 그루의 나무나 꽃, 작은 연못만 있어도 충분히 효과를 볼 수 있다. 출퇴근을 할 때나 가까운 마트에 가더라도 조금 돌아가는 길이라도 나무가 있는 공원을 찾아서 걸어라. 그러면 그것 또한 에코힐링워킹이 된다.

걷기운동은 어떤 목적이든지 간에 하루에 꼭 30분 이상 하는 것이 중요하다. 지방은 몸이 따뜻해야 타는데 걷기 후 20분 정도 지나야 타기 시작하기 때문이다. 그리고 30분은 처음 걷기운동을 시작한 사람이라도 관절에 무리를 주지 않는 시간이다. 일주일에 5일

이상, 하루 30분씩 자연 속에서 걸으면 그 이상의 보약은 없다.

04

몸짱 열풍

내 몸엔 독

최근 눈길을 사로잡는 것 중의 하나가 건강미 넘치는 몸의 상태다. 일명 초콜릿 복근으로 불리는 깎은 듯한 복부근육이다. 남녀노소할 것 없이 누구나 멋진 몸매는 한 번쯤 꿈꿔본다.

건강도 챙기고 이왕이면 멋진 몸까지 만들어보자는 소위 몸짱 신드롬이 하나의 사회적 현상으로까지 발전하고 있다. 하지만 좋자고 시작한 운동이 오히려 내 몸을 망치는 결과를 초래하기도 한다. 내 몸을 해치는 독, 알고 하면 약이 되는 피트니스에 대해 알아보자.

우리 사회가 소득이 높아지면서 삶의 질을 높이고자 하는 욕구가 점점 커진 데 따른 자연스런 현상이다. 여기에 수년 전부터 연예인 사이에 불어닥친 몸만들기 열풍이 일반인에게까지 파급되고 있다. 이제는 좋은 체격을 가꾸고 유지하는 것이 일상적인 일로 받아들여지고 있다. 하지만 몸짱 만들기 열풍 때문에 오히려 병원을 찾는 환자수가 늘었다고 한다.

운동을 하면 건강해지는 게 당연하므로 즐겁게 자신의 신체능력에 맞는 운동을 하면 괜찮은데 한계를 넘어 과하게 하는 것이 문제다. 좋은 몸을 만들겠다고 아파도 참고 운동을 지속하다 근육이 파열되거나 골격질환을 얻어 병원을 찾아오는 환자들이 최근 많아지고 있다.

과한 것이 모자란 것만 못하다는 말이 운동에도 딱 들어맞는다. 운동이란 게 누구나 하면 좋다고 생각하지만 전혀 그렇지 않다. 환자가 아픈 부위에 따라 의사에게 진료를 하고 약을 처방받는 것처럼 운동도 자신의 신체능력에 대해서 제대로 진단을 받고 그에 맞는 운동을 해야 한다. 스포츠 손상은 크게 외부충격에 생기는 염좌, 근육파열, 골절, 탈구 등 급성손상 등으로 나타난다. 그리고 무리한 운동을 장기적으로 반복해서 생기는 테니스엘보, 족저근막염 같은 만성손상으로 나뉜다.

운동처방이라는 건 전문적으로 운동을 하는 선수들이나 받는 거라고 생각하는데 일반인들도 처방을 받아야 한다는 말이다. 운동에서 효과를 얻고자 한다면 자신의 신체기능과 체력수준을 기준으로 운동강도와 시간, 횟수, 운동종목 등 운동의 조건을 세심하게 결정해야 된다.

　단시간 내 멋진 몸매와 우람한 근육을 갖고 싶어 무거운 것을 들거나 쉽고 단순한 운동만 하면 근육의 크기만 늘릴 뿐 부상을 일으키거나 불균형적인 신체를 갖게 할 수 있다. 보통 크고 우람한 근육을 만드는 데는 대근육 운동이 필요한데 일반인들은 여기에 마음을 뺏기게 된다. 그러나 속근육에 대한 관리가 없는 대근육 운동은 모래성에 불과하다.

운동시간에 따른 발달변화

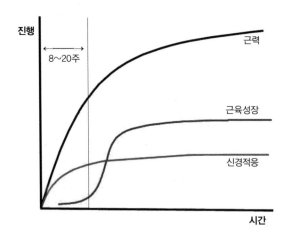

　힘, 즉 근력이 강해지는 것에는 여러 요소가 작용하며 근육이 커지는 것과 신경이 적응하는 것이다. 그림에 나와 있는 것처럼

8~20주 동안은 근육이 커지기 때문에 근력이 강해진다기보다 신경이 적응을 해서 근력이 강해지는 것으로 보아야 한다. 20주 이상 운동을 해야 근육이 커진다는 말이다.

그렇다면 텔레비전에 수도 없이 소개되는 4주, 6주, 8주 만에 근육이 커지고 몸짱이 될 수 있었다는 사람들은 무엇일까? 여기서 따져봐야 할 것이 있다. 과연 이 사람들이 과연 전에도 운동을 전혀 하지 않았던 사람인지 아니면 운동은 좀 했는데 지방으로 가려졌던 사람인지 생각해 볼 필요가 있다. 과거에 운동을 했던 사람들은 신경적응 과정이 단축되고 어느 정도까지는 근육이 빨리 만들어진다. 그리고 평상시 운동을 해왔거나 스포츠 활동을 즐기는 편이라서 뚱뚱하기는 하지만 알게 모르게 근육량이 많았던 사람들이었을 것이다

하지만 여성들은 오히려 근육이 생길까 근력운동은 하지 않는 경우도 있다. 여성들이 다이어트 목적으로 운동을 할 때 보면 유산소운동만을 하는데 이럴 때 근력운동을 해주면 에너지를 더 많이 소비시킬 수 있다. 유산소운동과 근력운동을 같이해야 요요현상도 막을 수 있다. 그리고 근육의 경우 1kg당 13~20칼로리를 소비하기 때문에 몸에 지방보다 근육이 많다면 운동을 하지 않아도 그만큼 또 에너지를 소비할 수 있다. 특히 여성들은 나이가 들수록 골다공증과 관절염에 노출될 위험이 높기 때문에 근력운동을 꼭 해

야 한다.

운동을 하면 근육이 부푸는 걸 보고 내 몸에 울퉁불퉁한 근육이 생길까 봐 걱정하고 안 하는 여성들이 많다. 그런데 이건 겉으로 드러나는 근육이 생기는 것이 아니라 운동 시 발생한 삼투압 현상 때문에 잠시 근육이 부푼 것이다. 운동 후 마무리 운동만 잘 해주어도 금방 가라앉고 그렇지 않더라도 한두 시간이 지나면 저절로 가라앉게 된다.

여성들의 근력운동 같은 경우, 꾸준하게 하는 것도 중요하지만, 매일 그렇게 할 필요는 없다. 특히 근력운동의 경우 매일 하기 보다 하루나 이틀, 많게는 3~4일 휴식기를 갖는 것이 좋다. 그리고 식스팩을 만들기 위해 복부운동들을 많이들 하는데 비교적 많은 횟수로 운동하는 데 적합한 근육이 복부지만 복부운동 또한 매일 하는 것은 오히려 효과가 떨어진다.

우리가 잘못 알고 있는 피트니스의 진실 혹은 거짓에 대해 알아 보자.

피트니스의 진실 혹은 거짓

Q 덤벨을 쥐고 걷거나 달리면 효과가 높다?

Q 적절한 가슴운동으로 가슴 사이즈를 키울 수 있다?

Q 몸짱이 되기 위해서는 단백질 위주의 식사를 해야 한다?

Q 덤벨을 쥐고 걷거나 달리면 효과가 높다?

A 70kg의 사람이 30분간 약간 빠르게 걷는다고 할 때 양손에 4kg의 덤벨을 쥐고 걸어봤자 8칼로리밖에 더 소모가 안 된다. 운동방법을 달리해서 강도를 높여도 15칼로리를 넘지 않는다. 더군다나 덤벨을 지면 걷는 속도가 느려지고 대퇴와 발목 그리고 종아리에 스트레스가 가해져 부상의 위험이 커지고 어깨와 팔꿈치에 부담만 가중할 뿐이다.

Q 적절한 가슴운동으로 가슴 사이즈를 키울 수 있다?

A 가슴은 지방으로 구성으로 되어 있기 때문에 가슴운동을 하면 등근육이 발달한다. 그래서 사이즈를 쟀을 때 더 커지는 것이다. 대신에 가슴운동을 했을 경우 가슴 라인이 올라가고 팔 등이 슬림해지기 때문에 상대적으로 가슴이 커져보이는 현상을 느낄 수 있다.

Q 몸짱이 되기 위해서는 단백질 위주의 식사를 해야한다?

A 70킬로그램 성인에게 필요한 단백질 섭취량은 56g, 그런데 국민건강영양조사를 보면 우리나라 사람 일일 단백질 섭취량은 75g 이다. 단백질이 근육을 형성하는 데 중요한 역할을 할 뿐 아니라 단백질은 다른 영양소에 비해 포만감이 높고, 단백질 섭취할 때 소

화과정에서 에너지 효율이 발생하기 때문에 다이어트를 하는 이들은 귀가 솔깃할 것이다.

그러나 탄수화물 섭취를 지나치게 제한하면 장기에 에너지가 적절히 공급되지 않을 수 있고 심하게는 신부전증까지 초래하게 된다. 게다가 고단백 식이는 소변을 통해 다량의 칼슘이 배출돼 장기적으로 골다공증을 일으킬 수 있고 소화과정이 비효율적이기 때문에 암 발생에 영향을 미친다.

05

평생 건강의 안전벨트

건강검진

행복한 삶의 기본 조건은 가족의 건강이다. 하지만 그저 바란다고 지켜지지 않는 게 바로 건강이기도 하다. '질병 없이 장수할 수 있는 조건 중 하나가 바로 건강검진이다.

건강검진은 검사 종류도 많고 나이에 따라, 성별에 따라 받아야 할 항목들이 달라서 복잡하게 느껴지기도 할 것이다. 어떤 사람들은 시간 내기가 힘들어서 미루는 경우도 있다. 하지만 일 년 중 하루 투자해서 364일이 건강하고 행복할 수 있는 게 또 건강검진이기도 하다. 건강검진에 대한 궁금증을 알아보자.

건강검진도 국가에서 해주는 것과 개인적으로 병원에서 받는 검진으로 나뉜다. 우리나라는 세계에서 유례가 없을 정도로 국가적인 검진 시스템이 잘 되어 있는 나라이기도 하다. 영유아 검진부터 40세 이상 성인에게 해당되는 일반검진, 40세와 66세에 시행하는 생애전환기 검진, 5대 암을 검진하는 암 검진까지 다양한 검진이 국민들을 위해 마련되어 있다. 물론 개인적으로 의원이나 병원에서 받는 다양한 검진들이도 있다. 개인적인 검진은 종류도 다양하고 서비스 내용도 다양하게 시행되고 있다. 가장 큰 차이는 비용인데 공단 검진의 경우 무료이거나 본인이 10% 정도만 부담하는 데 반해 병원에서 자체적으로 시행하는 종합검진의 경우 본인이 그 금액을 모두 부담해야 한다.

2007년에 국민의 60% 정도가 국가검진을 받았는데 5년이 지난 2012년에는 72.9% 정도가 국가검진을 받는 것으로 나타났다. 이렇게 증가하게 된 데에는 2007년에 생애전환기 검진과 암 검진이 강화되면서 국민들이 건강검진에 대한 관심과 참여도가 높아진 데서 비롯된다.

일반적으로 남성들의 경우 직장에서 의무적으로 건강검진을 받게 되지만, 주부들의 경우 스스로 검진을 받아야 하니까 수검률이 떨어지는 경향이 있다.

흔히 내 몸은 내가 가장 잘 안다는 말들을 하지만 사실 그렇지 않다. 예를 들어 한국인에게 가장 흔한 위암의 경우 조기엔 아무런 증상이 없는 경우가 대부분이다. 출혈이나 통증 등의 증상이 발생한 다음 병원에 방문한 경우 위의 일부분이나 전체를 절제하는 수술을 받아야 하거나 수술이 불가능한 경우도 있다. 반면 건강검진을 통해 조기에 암을 발견하면 간단한 내시경 수술로 종양제거가 가능하다. 다른 암들도 마찬가지다. 그뿐 아니라 건강검진을 통해 고혈압, 당뇨, 고지혈증 같은 만성질환이나, 암과 같은 질환을 조기에 발견하는 것이 경제적 비용에서도 훨씬 더 유리하기 때문에 국가적 측면에서 건강검진이 중요하다.

어떤 질병이든 조기발견하면 그만큼 쉽게 고칠 수 있고 또 완치율도 높다. 게다가 건강은 건강할 때 지켜야 하는 것이기에 건강검진은 현대인에게 꼭 필요한 것이다.

국가 건강검진 종류	
일반건강검진	암 검진
생애전환기 건강진단	영유아건강검진

일반건강검진: 기본적으로 당뇨, 고혈압, 고지혈증 등 심혈관계 건강상태를 중심으로 보는 일반건강검진은 매년 검진을 받는 비사무직을 제외하고는 보통 2년에 한 번씩 국가검진을 받을 수 있다. 자기가 태어난 연도가 홀수이면 홀수 연도에 짝수이면 짝수 연도

에 받게 된다.

일반건강검진은 1차와 2차로 나뉘는데, 1차 건강검진 후 고혈압, 당뇨병이 의심되는 경우는 혈압이나 혈당을 재측정하여 확인하게 된다. 그리고 노인 등은 기억력 검사를 실시하게 되는데 기억력이 떨어진 것으로 의심되는 경우는 인지기능 선별검사를 추가로 시행하게 된다.

암 검진: 5대 암 검진이 있다. 위암, 대장암, 간암, 유방암, 자궁경부암 검진이다. 위암은 40세 이상인 경우 2년마다, 대장암은 50세 이상인 경우 1년마다, 간암은 40세 이상으로 병원에서 B형이나 C형 간염 보유자 혹은 간경변환자로 진단받은 사람을 대상으로 1년마다 시행된다. 유방암의 경우에는 40세 이상 여성에게 2년마다, 자궁경부암은 30세 이상인 여성에게 2년마다 시행하도록 되어 있다. 비용은 보험료 기준 하위 50%에 해당하면 무조건 무료이고 나머지는 계층은 본인 부담률이 10%이다.

암검진으로 조기 발견율이 높아진 것이 사실이다. 암은 오랫동안 진행해서 원래 장기의 기능을 망가뜨린다. 정기적 건강검진을 하면 조기에 암을 발견할 확률이 높다. 우리가 언뜻 생각하기에 암이 바로 발생할 것으로 생각하지만 암이 되기 이전, 전암병변의 과정을 거친다. 건강검진을 통해 조기암이나 전암병변 상태에서 진단되면 병변 부위만 간단하게 절제하는 등 간단한 치료로 완치가 가능할 확률이 높다. 실제 위암 검진을 받은 사람은 증상이 생겨서 검사를 받은 사람보다 조기위암이었던 경우가 30% 가까이 많다. 또한 위암으로 인한 사망도 절반 정도로 줄일 수 있다고 보고돼 있다.

생애전환기 건강진단: 고 김광석 노래 중에 〈서른 즈음에〉라는 노래가 있다. 32세라는 젊은 나이로 세상을 떠났는데, 그가 지금도 살아 있었다면 〈마흔 즈음에〉라는 노래를 만들지 않을까? 마흔이란 나이는 우리 몸과 마음에 크게 변화가 오는 시기다. 그때가 일반적으로 이삼십대에서 사십대 장년기로 넘어가는 시기와 그다음 노년기로 넘어가는 시기이다. 많은 사람들이 술을 마셔도 예전보다 힘들고 기억력도 떨어진다고 말하는데 그래서 그 시기에는 조금 더 자세한 검사가 필요하다. 그 때문에 생긴 것이 40세와 66세에 생애전환기 검진을 실시하는 것이다.

생애전환기 검진에서는 우울증 검사와 더불어 흡연, 음주, 운동, 영양, 비만 등 생활습관 평가 및 상담을 하게 된다. 40세에는 우리나라에 흔한 B형 간염검사를 66세에는 치매검사 및 여성에서 골밀도 검사를 추가한다.

이영유아 건강검진: 영유아 건강검진은 생후 4개월부터 만 5세까지 영유아를 대상으로 하는 검진이다. 총 여섯 번의 검진을 받을 수 있는데 의사 선생님의 문진과 진찰, 발달상담, 구강보건이나 건

강교육 같은 것을 시기에 따라 알맞게 받을 수 있다. 별것 아닌 것 같지만 영유아의 발달장애나 치과질환 같은 것을 조기에 발견할 수 있다.

위의 4가지 건강검진은 국가에서 무료로 실시하고 있다. 대한민국 국민이라면 각 검진별 나이 조건에 따라 받을 수 있으니 놓치지 않고 받길 바란다.

대부분 시간이 없어서 못하고 있는 사람들이 많다고 한다. 하지만 검진을 받는데 그렇게 많은 시간이 소요되는 건 아니다. 연령별로 검사항목에 차이가 있어 검진시간도 조금 차이가 있지만, 일반검진과 암검진을 모두 받는 데 1~2시간이면 끝나기 때문에 자신의 건강을 위해 2년에 한 번 잠시만 시간을 낸다면 건강이란 가장 중요한 선물을 받을 수 있게 될 것이다. 자신이 태어난 해가 짝수 연도인데 금년에 아직도 못 받았다면 당장 시간을 내서 받길 바란다.

그런데 건강검진을 받기 전 꼭 금식을 해야 하는 이유는 무엇일까?

물론 금식이 필요 없는 검사도 있다. 그러나 일반건강검진의 경우에도 콜레스테롤과 같은 고지혈증 검사, 혈당검사 등은 식사 여부에 검사수치가 민감하게 변화된다. 따라서 별 이상이 없는데도 금식시간을 제대로 지키지 않아 이상소견을 보이는 경우가 있다.

또 암검진이나 생애전환기 검진의 경우 위내시경, 간초음파검사의 경우 식사를 하게 되면 정확하게 관찰하기 어렵다.

내시경은 같은 경우는 건강에 이상이 없어도 챙겨 받길 권한다. 원래 장기의 기능을 망가뜨리기 전까지, 대부분 아무런 증상이 없기에 위, 대장에 관한 검사를 받는게 좋다. 설사 그런 검사가 내시경이 아닌 위투시, 대장투시 CT 등으로 구성되었더라도 위암이나 대장암이 의심될 때는 다시 위대장내시경검사를 받아야 한다. 그래야 조직검사로 확진을 내릴 수 있기 때문이다. 이들 암이 바로 암이 되는 것이 아니라 전구병변을 거쳐 암이 되는데 이때 여러 가지 검사 중 내시경 검사만이 조직을 얻을 수 있으며 또한 내시경으로 제거도 할 수 있다. 즉 내시경은 위, 대장암의 제일 정확한 진단과 치료를 할 수 있는 기구다. 간혹 위내시경이 힘드니까 위투시를 해도 똑같지 않느냐는 질문을 받는다. 쉽게 말해 위투시는 그림자를 보는 검사고 위내시경은 직접 관찰하는 검사다. 그래서 위투시에서 이상이 나오는 경우에는 바로 위내시경을 하라고 한다.

건강검진 결과표를 보고 생소한 단어들에 어렵게 느껴지는 사람들도 있을 거다. 숫자들이 나오니까 익숙하지 않고 조금 복잡하게 느껴지는데, 또 결과지를 보면 정상A, 정상B, 질환의심 등으로 표현되어 자신의 건강상태가 어떤지 궁금해하는 사람이 많다. 정상A는 검사결과가 양호하다는 것이고, 정상B는 아직 질병은 아니지만 좀 더 자기관리 및 예방이 필요하다는 것이다. 그리고 검사항목 중세 가지만 기억해 보자. 혈압, 혈당, 콜레스테롤이나 중성지방 등이상지질혈증을 들 수 있는데, 이러한 것들이 심혈관질환을 일으키는 대사증후군에 걸릴 확률이 높아지는 주범이 되기 때문에 특히 관심을 두어야 한다.

대사증후군이란 특정 병명이 아니고 잘 알려진 5가지 심혈관계 위험인자들이 다양한 형태로 함께 나타나는 것이다. 즉 허리둘레, 중성지방, 혈압, 혈당, HDL 콜레스테롤 이 중 3가지 이상 해당되면 대사증후군이다. 혈압이 높거나(130/85 이상) 혈당이 높고(100 이상) 중성지방이 높고(150 이상), 복부비만이 있거나(허리둘레 남자 90cm 이상, 여자 85cm 이상) 고밀도 지단백 콜레스테롤이 낮을 경우(남자 40mg/dL 미만, 여자 50mg/dL) 등 검사수치 이상이 나타나는 것이 바로 대사증후군이다. 이를 방치하게 되면 협심증, 심근경색, 중풍 등을 일으킬 수 있기 때문에 조기발견과 예방 차원에서 중요하다. 대사증후군이 있다고 진단받으면 약을 쓰기도 하지만 먼저 운동을 해야 한다. 운동으로 체중을 감소시키고, 좋은 콜레스테롤을 증가시켜야 한다. 나이가 들어도 끊임없이 움직이는 것이 건강을 지키는 방법이다.

국민건강건진을 받는 시기를 놓치거나 가족력이 있어서, 혹은

'내가 어디 좀 안 좋은 것 같다' 싶어서 좀 더 자세한 검사를 받고 싶을 때 어떤 방법이 있을까?

국가건강검진이 필수적 건강체크를 하는 검진인데, 나는 담배를 끊지 못하고 있어서 폐를 조금 더 자세히 보고 싶다든가 가족력 중에 특정 암이 많아 그 부분을 조금 더 검사해 보고 싶은 경우가 있다. 그 경우는 개인종합검진에서 그 사람의 과거력이나 가족력 등을 고려하여 검진 프로그램을 선택할 수 있어 조금 더 자세한 검사가 가능하다. 단 개인 종합검진의 경우 비용적 부담이 발생되므로, 의사와 상의하여 필요한 검진을 받는 것이 좋겠다.

한편 건강검진은 비싼 것이 더 정확할까?

국민건강보험공단에서 하는 무료 건강검진과 개인적으로 병원에서 하는 건강검진에서 값의 차이가 나는 이유는 보험공단에서 시행하는 건강검진은 가장 적은 비용으로 가장 여러 사람이 혜택을 받는데 초점이 맞춰져 있기 때문이다. 따라서 정밀한 건강진단이라기보다는 병이 있는 사람을 우선 걸러내는 것이 주목적이다. 예를 들면 병원에서 개인종합검진을 받을 때는 대장내시경으로 정밀한 대장암 검사와 용종제거 등이 가능하지만 공단검진의 경우에는 대변검사로 혈흔이 섞여 있는지 확인하는 간단한 방법으로 대장암 검사를 대체를 하게 된다. 5대 암에 포함되지는 않지만 폐암

검사를 흉부촬영으로 하지만 병원에서 개인종합검진을 받을 때는 저선량 폐CT를 한다. 병원에서 자비로 하는 건강검진 검사는 공단에서 시행하는 일반 건강검진은 물론이고 주요 질환을 나이, 성별, 과거병력, 가족력에 따라 개인별로 맞춤형 검진을 세분화해서 좀 비용이 들더라도 조기에 효과적인 정밀검사를 한다. 검진비가 비싸기 때문에 매년 장기별로 돌아가면서 하는 것도 좋다. 올해에는 소화기를 확실히 보고, 내년에는 순환기를 확실하게 보는 식으로 계획을 세워 검진하는 것도 좋다.

성별에 따라, 나이에 따라 꼭 추가해서 받아야 할 항목들은 어떤 것일까?

건강에 가장 큰 영향을 주는 요인은 바로 나이다. 그러므로 이삼십대는 일반적으로 건강한 연령층이어서 기본적 건강관리로 충분한 경우가 대부분이지만, 40대부터는 혈압, 혈당, 고지혈증 등 기본 검사와 더불어 자신의 혈관상태를 알아보는 데에 초점을 맞춰야 한다. 이때부터 혈관이 깨끗해야 나중에 중풍이나 협심증 같은 질병을 예방할 수 있다. 담배는 끊어야겠지만, 담배를 피우고 있다면 폐기능 검사 등 추가적 폐검사를 받는 것도 좋다.

50대부터는 여러 가지 암의 발생이 증가하는 시기다. 최근 식생활 습관이 서구화되는 경향이 있어 대장암의 발생이 늘고 있으니,

이 시기에는 흔한 암검사와 더불어 대장검사를 받길 권한다.

60대부터는 어르신들에게 발생하기 쉬운 세 가지 치매, 뇌졸중, 골다공증에 초점을 맞추어 검사를 받는 것이 좋다.

가까운 가족 중 어떤 암이든 암에 걸린 병력이 있으면 그 가족은 일반인이 그 암에 걸릴 확률보다 대략 3배 높은 경우가 많다. 간암의 경우엔 가족력도 중요하지만 B형, C형 간염과 지방간이 간경변을 거쳐 간암으로 발전할 가능성이 크므로 이런 간질환을 가진 경우에는 더욱 각별한 정기검진이 필요하다. 고혈압과 당뇨병 가족력이 있다면 심혈관계에 대한 검진도 필수다.

어떤 사람들은 PET CT가 암을 잘 찾아낸다고 찍어보길 권한다. PET는 암세포가 유달리 포도당을 많이 이용하는 성질을 이용, 즉 포도당과 유사한 물질에 방사선 동위원소를 결합하여 우리 몸에 주입하게 되면 암이 있는 부위에 방사선 물질이 축적되어 이를 촬영하는 원리다. 해상도가 낮아 CT와 결합하여 PET-CT를 많이 사용하는데 검사비용이 100~200만 원 정도로 매우 비싸고 방사선 노출량이 일반 CT보다 높은 단점이 있다. 또 뇌, 방광 등 같은 일부 부위의 암 발견이 어렵기도 하다. 간혹 암이 아닌 부위가 암처럼 나타나기도 한다. 또 포도당 이용률이 낮은 일부 암은 진단이 되지 않는 경우도 있다. 따라서 PET-CT는 건강검진 목적보다는 암환자의 치료경과 관찰이나 재발진단 목적으로 하는 것이 더 적합하다.

그 외에 추가적으로 진행되는 혈액검사가 있는데, 일반적으로 개인종합검진에는 국가검진에서 실시하지 않는 갑상선이나 혈액 내 전해질 상태, 류마티스, 통풍과 같은 관절염 혈액검사, 암지표 등을 추가적으로 검사하는 경우가 많다.

건강검진에서 가장 많이 발견되는 질환은 고지혈증, 고혈압, 당뇨병, 지방간 같은 생활습관병이다. 이러한 질환이 최근에 많이 늘어난 것도 사실이지만 대부분 아무런 증상이 없기 때문에 모르고 있다가 비로소 검진을 통해 알게 되는 경우가 많다. 당장은 별 문제를 일으키지 않지만 수년 또는 수십 년 동안 축적되면 생명에 직접적 위협을 주는 뇌졸중, 심근경색, 간경변증과 같은 무서운 질환으로 진행될 수 있기 때문에 결코 가볍게 여기면 안된다.

생활습관에 따라 건강검진 항목을 선택할 수도 있다. 우선 자신의 체형이 조금 비만한 경우는 체성분 검사 등이 도움이 될 수 있다. 왜냐하면 비만 등을 운동이나 식이습관의 변화로 조절하는 경우 체중감량만을 목표로 하는 경우가 있는데 사실 중요한 것은 체내 지방의 감소가 목표다. 그런데 무리한 다이어트를 하는 경우 지방량은 그대로인데, 근육량이 급격히 빠져 체중은 정상이 되었지만 오히려 건강상태가 나빠지는 경우가 있기 때문이다.

술을 자주 먹는 사람은 지방간 정도를 알아보기 위해 간초음파가 필수다. 흡연자는 흉부 CT나 폐기능 검사 등 추가검사도 필요하겠지만, 검사보다 더 중요한 것은 지금 이 순간부터 담배를 끊는 것이 중요하다. 왜냐하면 폐암은 건강검진으로는 해결하기 어려운 암 중 하나이기 때문이다.

최근에는 혼수로 건강검진결과표를 주고 받는 경우도 있다. 예비부부라면 결혼 후 행복한 건강생활을 위해서라도 건강검진이 중요하다. 또 건강한 2세를 갖기 위해 여성은 자궁기형 및 자궁질환 검사를 하고 남성은 남성 호르몬 검사와 유전질환에 대한 가족력과 수은, 납 등 특수 작업환경에 노출되어 있는지 의사와 상담하는 것이 좋다. 또한 2세 기형의 가능성을 줄이기 위해 풍진예방접종을 하고 엽산, 종합비타민, 칼슘 등을 섭취하며, 금연과 절주를 해서 계획임신이 되도록 상담을 받는 것이 좋다.

OX로 알아보는 건강검진, 이것이 궁금하다

- 건강검진 결과 정상이면 의사 상담이 필요없다?　　　　　　X
- 우울증은 건강검진으로 알아낼 수 없다?　　　　　　　　　X
- 혈액검사로 암 진단이 가능하다?　　　　　　　　　　　　X
- 국가건강검진을 받지 않으면 불이익을 받을 수 있다?　　　X

■ 건강검진 결과 정상이면 의사 상담이 필요없다?

건강검진은 하는 것도 중요하지만 후에 관리도 중요하다. 그래서 결과가 정상이라고 통보만 받는 것은 좋지 않고 반드시 의사의 설명을 듣고 이해가 안 가는 부분은 물어보고 전문의가 필요한 경우 전문의 쪽으로 연결하는 것이 좋다. 생활습관병이 있는 경우는 생활습관 교육, 식이요법, 운동처방 등을 받는 것이 좋다.

■ 우울증은 건강검진으로 알아낼 수 없다?

그렇지 않다. 가능하다. 눈에 보이는 신체적인 질환뿐만 아니라 정신적인 건강도 검진이 가능하다. 우울증은 전체적인 신체적 기능 저하를 가지고도 오기에 여러 가지 방법으로 진단이 가능하다.

■ 혈액검사로 암 진단이 가능하다?

종양표지자 검사를 뜻하는데 암에서 나오거나 암에 대한 반응으로 몸에서 만들어진 물질로서 종양의 존재를 확인하는 데 이용되는 물질을 말한다. 국가건강검진에서는 시행하고 있지 않지만 개인검진에선 많이 하고 있다. 혈액으로 암을 진단하는 것이 듣기엔 엄청 좋을 듯하지만 좀 문제가 있다. 대부분 검진단체에서 하고 있는 혈액으로 보는 암 검사는 정상이라고 하더라도 암이 없다고 할 수 없고 높다고 해서 꼭 암이라고 할 수 없다. 그러나 암표지자 검사도 나름의 역할이 있기 때문에 무조건 할 필요가 없는 것은 아니다. 종양표지가가 한번 높다고 바로 암으로 진단하지 것이 아니라 추가 정밀검사가 필요하기 때문에 반드시 전문의와 상담해야 한다.

■ 국가건강검진을 받지 않으면 불이익을 받을 수 있다?

국가 암 검진을 받지 않았을 경우에 나중에 암이 발견되면 의료보험을 받을 수 없지 않을까 걱정하는 사람이 있다. 과태료가 부가된다고 알고 있는 사람도 있다. 하지만 실제로 그런 예는 없다. 그러나 환자 본인의 건강을 위해 혹은 경제적인 측면에서도 조기에 발견하거나 미리 예방이 가능한 국가검진은 꼭 받는 것이 좋다.

건강검진을 받기 전에 꼭 주의해야 할 사항들에 대해 알아보자. 먼저 검사 2~3일 전부터 과로 및 음주를 피하는 것이 좋다. 혈압약은 아침에 복용해도 된다. 단 당뇨는 금식을 해야 하니까 검사 후 복용하는 것이 좋다. 당뇨와 혈압을 가지고 있는 사람 중 아스피린을 복용하시는 사람도 있는데, 아스피린은 혈액을 묽게 만들어 위내시경 검사를 할 경우에 지혈이 안 되는 경우가 있으니 의사 선생님과 상의하여 가능하다면 내시경 검사 전 일주일 정도 아스피린 복용을 중단할 필요가 있다.

그리고 건강검진 검사기록을 잘 보관하는 것이 중요하다. 이를 통해 이번 검사수치와 저번 검사수치를 비교할 수 있고 객관적인 기록의 보관 없이는 어떤 문제가 새로 발생했을 때 이 문제가 최근에 생긴 건지 아니면 이전에도 있었는지 정확히 판단할 수 없다. 같은 기관에서 지속적으로 검사를 받은 경우 대부분 전산에 남아 있어 정확히 비교할 수 있지만 타기관에서 받는 경우 이전에 검사받았던 결과표를 가져가는 것이 좋다. 공단검진의 경우는 분실했을 때 보험공단 홈페이지에서 다운받을 수 있다.

그렇다면 건강검진 결과에 별 이상이 없다고 나오면 안심을 해도 될까?

건강검진을 받은 후 가장 걱정되는 것이 건강검진을 '건강면허증'쯤으로 생각한다는 점이다. 검진결과가 정상이라고 그냥 안심하고 지내다가 질환이 크게 진행되는 경우가 있다. 그러므로 증세가 있다면 건강검진이 아닌 진료를 우선적으로 받을 것을 권한다. 그리고 검진에서 치료를 할 정도의 질환상태는 아니지만, 소소하게 검사에 이상이 있는 경우는 이번 기회에 자신의 건강생활습관을 바꾸라는 신호로 받아들이시는 것이 좋다.

즉 결과가 좋아도 결코 건강을 자만해선 안 된다. 실제로 건강검진을 받았는지 안 받았는지에 따라 의료비에도 차이가 있다. 건강보험공단에서 10년간 5차례 건강검진을 한 사람의 경우 평균 의료비가 57만 원 정도로 나온다. 한 차례도 안 받은 경우 117만 원을 지불해야 된다. 통상적으로 2배의 치료비가 더 드는 셈이다. 여기에 조기에 암이나 뇌종양, 심혈관 질환 등 생명과 직접 연계되는 질환을 먼저 가려냈다면 더욱 차이가 클 것이다.

가장 중요한 건 어떤 병이 걸려도 초기에 증상이 없기 때문에 증상에 관계없이 일정 기간마다 정기적으로 건강검진을 받는 것이 좋다. 당장은 돈이 좀 들더라도 조금 더 자주 검진을 받는 것이 결과적으로 의료비를 줄이고 건강하게 오래 사는 비결이다.

건강검진은 증상이 없을 때, 즉 자신이 건강하다고 느낄 때 해야 한다. 건강검진의 목적은 조기에 발견하여 치료하면 좋은 효과를 얻을 수 있는 질병을 미리 발견하고 치료할 뿐만 아니라 질병의 발생 전 단계에서 위험인자를 찾아내 관리함으로써 질병을 예방하고 발생을 지연시키는 것이다. 국가건강검진은 이제 국민들이 기본적으로 누려야 할 기본권리이다. 모두 그 권리를 놓치지 말고 건강관리에 첫 단추로서 건강검진을 받길 바란다.

내 몸이 보내는 적신호 내 몸이 느끼는 청신호

초판1쇄 인쇄 | 2015년 5월 2일
초판1쇄 발행 | 2015년 5월 11일

지 은 이 | SBS 〈100세건강스페셜〉 제작팀

펴 낸 이 | 하인숙
펴 낸 곳 | (주)더블북코리아
출판신고 | 2009년 4월 13일 제2009-000020호
주   소 | 157-735 서울시 양천구 목동서로 77 현대월드타워 1319호
전   화 | 02-2061-0765
팩   스 | 02-2061-0766
이 메 일 | doublebook@naver.com

ISBN | 979-11-85853-02-4 (03510)